GUIDE PRATIQUE

DES MALADES

AUX EAUX DE VICHY

COMPRENANT

L'examen des Propriétés médicinales des Eaux,
ainsi que l'étude des maladies qui s'y rattachent, avec l'hygiène
et le régime à suivre pendant et après le traitement,

PRÉCÉDÉ

DE L'HISTOIRE ET DE LA TOPOGRAPHIE DE VICHY ET DE SES ENVIRONS,

PAR F. BARTHEZ

Docteur en médecine de la Faculté de Paris ; médecin principal des armées ;
médecin en chef de l'hôpital thermal militaire de Vichy ;
ex-médecin en chef de l'hôpital militaire du Gros-Caillou ;
officier de la Légion-d'Honneur ; membre titulaire de la Société médicale
des hôpitaux de Paris ; membre correspondant
de l'Académie royale de médecine de Madrid ; des Sociétés
de médecine de Lyon, de Rouen, etc.

QUATRIÈME ÉDITION

Revue, augmentée, et ornée de lithographies
et d'un plan général de la ville.

PARIS.

J.-B. BAILLIÈRE, LIBRAIRE DE L'ACADÉMIE DE MÉDECINE,
RUE HAUTEFEUILLE, 19 ;

VICHY, Mme BOUGAREL, LIBRAIRE,
HOTEL MONTARET, EN FACE DE L'ÉTABLISSEMENT THERMAL.

1853

GUIDE PRATIQUE

DES MALADES

AUX EAUX DE VICHY

Les eaux minérales sont une richesse
dont on doit compte à l'humanité.
ALIBERT.

TYPOGRAPHIE HENNUYER, RUE DU BOULEVARD, 7. BATIGNOLLES.
Boulevard extérieur de Paris.

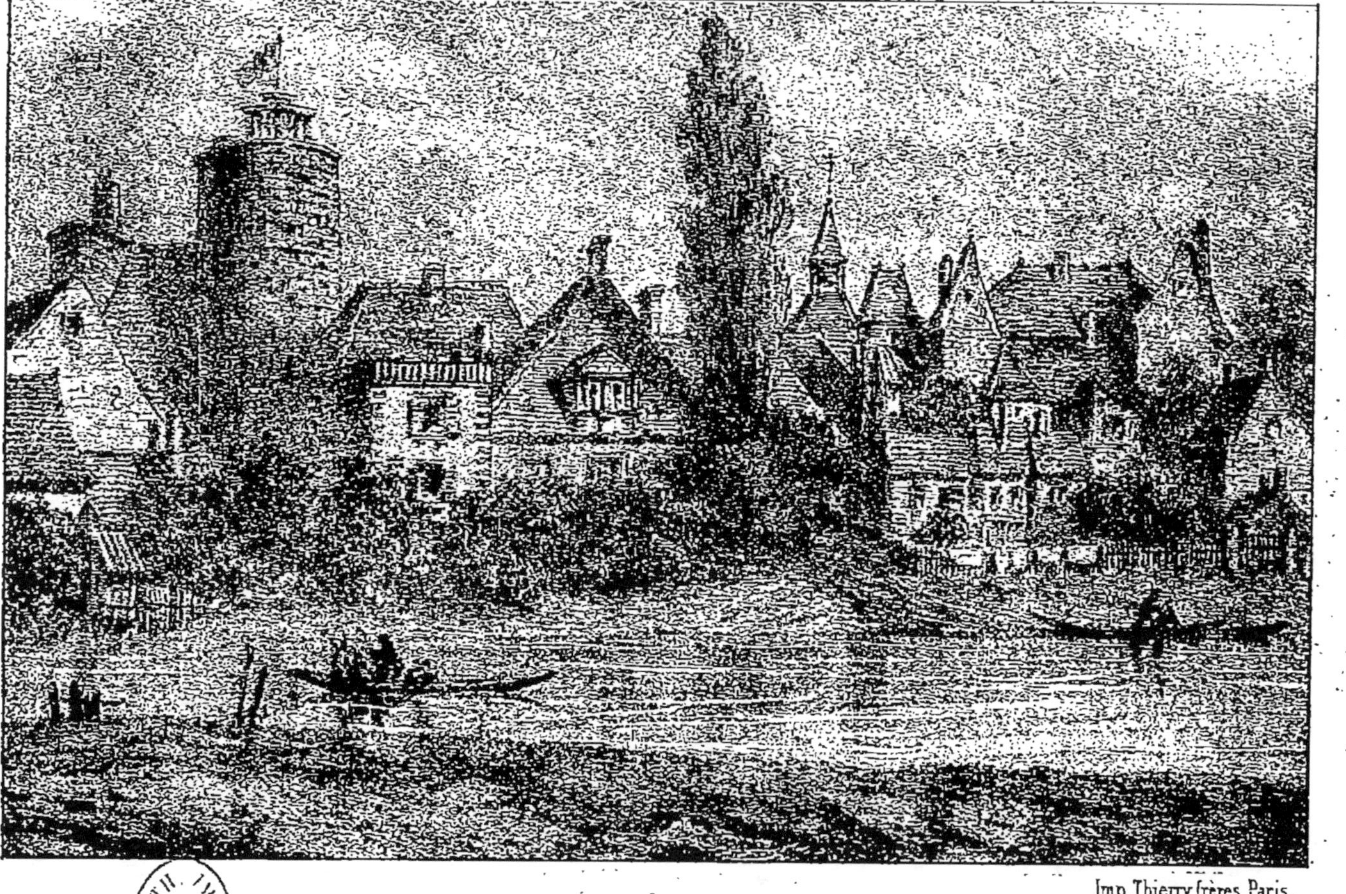

VICHY LA VILLE VUE DES BORDS DE L'ALLIER.

GUIDE PRATIQUE

DES MALADES

AUX EAUX DE VICHY

COMPRENANT

L'examen des Propriétés médicinales des Eaux,
ainsi que l'étude des maladies qui s'y rattachent, avec l'hygiène
et le régime à suivre pendant et après le traitement,

PRÉCÉDÉ

DE L'HISTOIRE ET DE LA TOPOGRAPHIE DE VICHY ET DE SES ENVIRONS,

PAR F. BARTHEZ

Docteur en médecine de la Faculté de Paris ; médecin principal des armées ;
médecin en chef de l'hôpital thermal militaire de Vichy ;
ex-médecin en chef de l'hôpital militaire du Gros-Caillou ;
officier de la Légion-d'Honneur ; membre titulaire de la Société médicale
des hôpitaux de Paris ; membre correspondant
de l'Académie royale de médecine de Madrid ; des Sociétés
de médecine de Lyon, de Rouen, etc.

—

QUATRIÈME ÉDITION

Revue, augmentée, et ornée de lithographies
et d'un plan général de la ville.

PARIS.

J.-B. BAILLIÈRE, LIBRAIRE DE L'ACADÉMIE DE MÉDECINE,
RUE HAUTEFEUILLE, 19 ;

VICHY, Mme BOUGAREL, LIBRAIRE,
HOTEL MONTARET, EN FACE DE L'ÉTABLISSEMENT THERMAL.

—

1853

AVANT-PROPOS.

L'accueil favorable qui a été fait aux trois précédentes éditions de cet ouvrage, et la rapidité avec laquelle elles se sont écoulées, en ont suffisamment démontré l'utilité. Encouragé par ce succès, et jaloux de m'en rendre de plus en plus digne, j'ai fait de nouveaux efforts pour améliorer mon travail, en y faisant entrer des développements plus étendus et plus complets que ceux qui se trouvent dans les autres éditions. Le cadre en a été agrandi par un aperçu général des propriétés thérapeutiques des eaux de Vichy, ainsi que par l'étude des effets produits sur les maladies chroniques, susceptibles d'être guéries ou modifiées par cette médication.

J'ai, de plus, indiqué aussi succinctement que possible les causes de ces maladies, ainsi que les soins hygiéniques qu'elles réclament pendant et après la cure. Je me suis attaché à écarter tous les termes techniques, pour me mettre à la portée des malades qui n'ont pas fait une étude spéciale de la médecine.

C'est à l'opportunité, plus encore qu'au mérite de cet ouvrage, que je dois de pouvoir offrir aujourd'hui cette quatrième édition au public; c'est par les conseils qu'on y trouve sur le danger qu'il y a de prendre, sans discernement, des eaux douées de propriétés aussi actives que celles des eaux de Vichy, que ce guide est devenu un besoin réel pour les personnes qui se proposent d'en faire usage; car tout remède qui peut faire beaucoup de bien peut aussi, inopportunément administré, faire beaucoup de mal.

Les eaux minérales, il faut le dire, sont des médicaments préparés de longue main par la nature et dont l'emploi, fait avec prudence et bien indiqué, constitue, sans aucun doute, l'une des médications les plus puissantes que nous connaissions, et les plus douces en même temps pour la délicatesse de nos organes. Les résultats de guérison obtenus par ce moyen sont tellement vrais, que le gouvernement, comme les académies savantes, encouragent et recommandent tous les ans l'étude et l'emploi des eaux minérales, qui sont incontestablement pour quelques maladies les seules ressources de guérison. Les populations, de leur côté, sont si bien pénétrées de leurs salutaires effets, que le nombre des malades augmente annuellement dans tous les établissements d'eaux minérales; car ce nombre, qui ne s'élevait qu'à 30 ou 35 mille, il y a une vingtaine d'années, est devenu aujourd'hui six fois plus considérable.

J'ajouterai ici ce que je disais dans l'avant-propos d'une précédente édition : « J'ai cherché, par de nombreuses expériences, à mieux préciser qu'on ne l'a fait jusqu'à présent l'action physiologique que l'eau de Vichy exerce sur nos organes, soit dans l'état de santé, soit dans l'état de maladie; à éclaircir et à mettre en ordre sous ce rapport quelques idées éparses ou peu connues, de manière à permettre aux médecins de mieux connaître ces eaux, et aux malades de les prendre avec plus d'efficacité. J'ai fait de toutes ces expériences un résumé aussi précis que substantiel, que j'ai indiqué seulement, les bornes de cet ouvrage ne permettant pas de les consigner dans leur entier développement.

« J'ai, en outre, ajouté à mon premier travail un résumé concernant les questions historiques, géographiques et géologiques de Vichy et de ses environs, dont les éléments ont été puisés dans les ouvrages des auteurs qui se sont le plus occupés de ces divers objets : de tous ces travaux réunis, je me suis efforcé d'extraire brièvement un tout harmonique, afin de les compléter les uns par les autres, en y ajoutant tout ce que j'ai pu apprécier par moi-même.

« Je ne sais si j'aurai réussi à rendre cette dernière partie aussi intéressante que je me le suis proposé pour l'agrément des baigneurs, naturellement désireux de connaître d'avance les lieux qu'ils doivent habiter; mais toujours est-il que j'ai cherché de bonne foi à apporter dans l'ensemble de ce travail toute l'exactitude désirable; à réunir et à coordonner dans un seul et même volume tous ces éléments épars, pour les ajouter à mon *Guide pratique*, et dont l'ensemble doit former un tout complet, de manière à offrir aux malades, tout à la fois, l'utile et l'agréable.

« Ce livre était d'autant plus nécessaire, que les ouvrages qui avaient été publiés sur ces eaux, par les anciens médecins, n'étaient plus au niveau des connaissances médicales, et que les conseils donnés à cette époque ne pouvaient aujourd'hui recevoir aucune application par suite des changements qui se sont introduits dans notre manière de vivre et dans nos habitudes.

« J'ai pensé, d'après ces considérations, qu'il serait également utile pour les personnes qui se rendent à Vichy de tracer les règles hygiéniques à suivre, et d'indiquer sommairement ce qu'il convient de faire pour seconder l'action salutaire des eaux ; car, il faut bien le dire, si nous n'obtenons pas toujours (des résultats favorables, si ces eaux restent souvent sans effet ou deviennent parfois nuisibles, nous devons nous en prendre bien moins aux qualités incontestables qu'elles possèdent, qu'à l'oubli, pendant le traitement, des précautions hygiéniques, indispensables à la cure.

« Le travail que je présente est loin d'être parfait, je le sais ; mais si, malgré cet aveu, qui n'est pas celui d'une fausse modestie, il se trouvait encore des esprits disposés à le critiquer, je leur dirais que l'art de guérir n'est point une profession purement littéraire, mais une espèce de sacerdoce, que chaque médecin doit pratiquer selon ses propres forces, sans trop se préoccuper des efforts de la critique, et sans perdre jamais de vue ces belles paroles d'Albert : « Que le médecin des eaux « doit être le prêtre du temple; qu'il est là « pour éclairer les malades, les diriger par « une bonne méthode, et rectifier les idées ou « les préjugés qu'ils pourraient y apporter. »

C'est en se conduisant d'après ces principes que le médecin pourra remplacer aujourd'hui, à l'égard des baigneurs, le génie bienfaisant, la naïade compatissante, ou bien le souvenir d'un saint révéré qui, chez les peuples anciens ou dans le moyen âge, présidèrent successivement aux propriétés bienfaisantes des eaux minérales.

GUIDE PRATIQUE

DES MALADES

AUX EAUX DE VICHY

Origine de Vichy ou Vichy d'autrefois.

Les premiers documents qui existent sur l'origine de Vichy reposent sur des suppositions, comme tous ceux qui se rapportent à des faits très-anciens; ce serait, par conséquent, inutilement que l'on voudrait se livrer à des recherches pour approfondir une semblable question, car ce n'est véritablement qu'à partir du treizième siècle qu'il est permis de suivre les traces de son existence.

Disons d'abord, avant d'aller plus loin, d'où vient le nom de Vichy. Ce nom, selon les vieilles chroniques, vient de *gwich* ou *wich*, qui signifie, dans le langage druidique, *force*, *vertu*, et de *y*, *eau*. Selon d'autres, et cette origine me semble se rapprocher davantage de la vérité, ce nom viendrait de *vicus calidus*, *village chaud*. Quoi qu'il en soit, c'est sous le nom de *Aquæ calidæ* qu'on désigne Vichy dans la table théodosienne ou de Peutenger.

L'histoire écrite, les routes romaines, les débris de toute espèce qu'on découvre journellement à Vichy, tels que baignoires, piscines, poteries, pilastres, statuettes en terre, ainsi que des petits bronzes du Bas-Empire, des monnaies grecques et romaines, tout cela prouve suffisamment que Vichy formait autrefois un établissement considérable. Les plus belles médailles qu'on y ait rencontrées, en grand et moyen bronze, sont à l'effigie d'Auguste, d'Agrippa, de Claude, de Trajan et des Antonins.

Ces thermes, après avoir été très-fréquentés pendant les premier et deuxième siècles, perdirent de leur importance vers le troisième.

César, dit l'histoire, aurait passé sur le pont de Vichy situé sur l'Allier, en suivant la route romaine qui allait de Clermont à Roanne, à son retour du siége de *Gergovie des Arvernes*.

C'est au vainqueur de *Vercingetorix* qu'on fait remonter le premier établissement thermal, très-fréquenté par les Romains. Tous les édifices construits par eux furent détruits plus tard par les hordes du Nord, à l'époque où elles firent irruption dans les Gaules. Il serait difficile de dire ce que devint Vichy pendant toutes ces guerres de dévastation ;

or, comme ce serait se jeter encore dans le vague
des hypothèses, il vaut mieux, je pense, aborder
franchement la partie positive de cette histoire,
en remontant d'un seul trait jusqu'au douzième
siècle, puisque ce n'est qu'à cette époque seulement que nous trouvons, suivant Coiffier (*Histoire
du Bourbonnais*), que Vichy, dans ce temps-là,
était déjà le siége d'une des châtellenies du Bourbonnais. Il est dit aussi qu'en 1208 une famille
considérable, portant le nom de Vichy, descen-
dant des seigneurs d'Albret, possédait la majeure
partie des terres qui avoisinaient Vichy, et que
ces biens furent confisqués par le roi de France
sur les descendants de cette famille, vers le quin-
zième siècle.

La ville, à cette époque, se divisait en plusieurs
quartiers, à cause de son étendue : le premier
portait le nom de *Moustier;* ce point est aujour-
d'hui occupé par l'établissement thermal : le
deuxième était appelé le quartier des Juifs; il
était situé entre Vichy et Cusset : le troisième
portait le nom de *Ville;* et le quatrième, enfin,
était connu sous le nom de *Château-Franc;* c'est
ce quartier qui forme la ville actuelle.

En 1410, Louis XI, duc de Bourbon, qui fut,
à toutes les époques de sa vie, le protecteur zélé
de Vichy, fonda le monastère des Célestins, ainsi

que son église, avec l'intention d'y finir ses jours
au service de Dieu. Il fit paver les rues, creuser
des fossés et élever des murs autour de la ville;
on en voit encore une partie du côté de la source
des Célestins. Vichy devint ensuite une place forte
avec remparts, tours crénelées, fossés et pont-
levis; on y entrait par trois portes, dont la dernière a disparu en 1848. De sept tours qui existaient, il n'en reste plus qu'une, la plus élevée
de toutes, qui se trouve placée au milieu de la
ville actuelle. Cette tour servait anciennement de
vigie, et aujourd'hui elle sert de clocher et de
gaîne à l'horloge de la ville. On voit encore, en
parcourant la ville, quelques maisons portant des
traces architecturales du douzième siècle, ainsi
que la fontaine des Trois-Cornets, sur la place de
ce nom, avec le millésime de 1583.

De tous les anciens monuments, il ne reste
plus maintenant que l'église paroissiale, chapelle
de l'ancien château, placée sous l'invocation de
saint Blaise, et la tour dont nous venons de
parler.

En 1440, pendant la guerre de la Praguerie,
dite du *Bien public*, guerre dont Charles Ier, duc
du Bourbonnais, fut le principal instigateur, le
duc de Bourbon, alors dauphin, ayant manqué à
la promesse qu'il avait faite de se soumettre, lui

et les seigneurs ses complices, le roi Charles VII,
son père, mécontent de la conduite de son fils,
rassembla ses Etats d'Auvergne, et partit, cette
même année, de Clermont, pour étouffer la révolte. Vichy, une des places les plus fortes des
rebelles, attira naturellement l'attention et le
ressentiment du roi ; il se porta à marches forcées
sur Vichy, dont il fit le siége, après avoir fait
passer son armée sur le pont. Le commandant
de la ville ouvrit les portes au roi, après la
première sommation. Les habitants, étrangers,
comme toujours, à ces querelles de famille, de-
mandèrent au monarque vainqueur, par l'organe
de leurs magistrats, comme grâce spéciale, de
n'être ni pillés ni égorgés, conditions, dit un
écrivain du temps, que le monarque « *bénignement
leur octroya* », avec cette réserve, toutefois, qne
les vivres seraient partagés entre ses soldats, et
que 800 d'entre eux y tiendraient garnison : ce
qui, dit également le même auteur, « *revenait à
peu près au même.* »

Vichy ayant fait sa soumission, le roi partagea
son armée en deux parties ; la première fut di-
rigée sur Varennes pour en faire le siége, et avec
l'autre il marcha sur Cusset, où le dauphin s'é-
tait réfugié. La ville s'étant soumise ensuite au
pouvoir du roi, c'est alors qu'eut lieu la fameuse

entrevue de Charles VII avec son fils, le dissimulé Louis XI, et le *chier* Sire, duc de Bourbon, prince insubordonné, qui se soumit, disent les historiens, par la raison qu'il n'était pas le plus fort, et dont le pardon termina, fort heureusement pour les populations, la guerre du *Bien public*.

En 1565, le couvent des Célestins fut pillé, à la suite de la bataille de Cognat.

En 1568, le 5 janvier, Vichy vit arriver dans ses murs l'armée des princes confédérés, forte de 6,000 hommes, venant du Forez et allant à Chartres, se joindre aux troupes du prince de Condé.

En 1576, le pont de Vichy, qui avait été rompu dans la guerre précédente, fut rétabli, car le prince Palatin passa l'Allier sur ce pont pour aller au secours du parti protestant. A son passage, la ville, selon l'usage, fut mise à contribution.

La même année, le couvent des Célestins fut encore complétement ruiné par les huguenots. C'est alors que ces religieux adressèrent au roi Henri III une demande pour obtenir des secours. Le roi, après un rapport favorable, ayant pris en grande considération les malheurs arrivés au couvent, releva le monastère de ses ruines. De nombreuses dotations, faites par des personnages riches qui se rendaient déjà tous les ans à Vichy, vinrent s'ajouter à la munificence royale. Avec ces secours, de grandes réparations furent faites, le jardin fut orné d'arbres, l'enclos entouré de murs, et la bibliothèque remplie d'un grand nombre de volumes pour occuper les religieux hors des moments consacrés à la prière.

En 1590, le grand-prieur de France, qui, d'après une donation testamentaire faite par la reine Catherine de Médicis, disait avoir des droits sur le comté d'Auvergne, vint encore mettre le siége devant Vichy. Pendant ce temps, des excès en tout genre furent commis contre la ville, en outre des contributions que chaque parti lui imposait.

Le couvent, parfaitement situé pour la défense comme pour l'attaque, fut toujours le point de mire de l'ennemi, et, par conséquent, du pillage de tous les partis, depuis sa fondation en 1410 jusqu'à sa suppression en 1774.

Dans cette même année 1590, le couvent eut un long siége à soutenir, pendant lequel, dit le docteur Noyer, un boulet des assiégeants vint percer jusqu'au sanctuaire de l'église, dont un pan de muraille finit par s'écrouler, ce qui n'empêcha pas les troupes du capitaine Beauregard, qui était chargé de sa défense, de commettre toutes sortes de désordres et de vexations.

Malgré toutes ces dévastations, et grâce aux revenus fixes en terres considérables apportées en dotation par les ducs du Bourbonnais, ce couvent resta toujours puissant. Les rétributions offertes par des personnes pieuses, qui demandaient à être enterrées dans cette sainte demeure, venaient encore enrichir cette maison.

Au nombre des priviléges dont jouissait le couvent, se trouvait l'exemption de péage accordée à tous ceux qui venaient faire moudre leurs grains au moulin du *Chisson*, appartenant au couvent : ce privilége, accordé par le duc Louis de Bourbon, en 1410, fut renouvelé par Louis XIV.

Charles VI exempta à son tour le couvent de l'impôt sur le vin, de telle sorte que les religieux étaient parvenus, de privilége en privilége, à ne payer, dit Coiffier, aucun impôt ; cet historien ajoute qu'ils avaient encore le droit de prendre, sans payer de gabelle, trois setiers de sel au grenier de Vichy, auquel toutes les paroisses des environs venaient s'approvisionner ; ils avaient aussi, comme tous les couvents d'alors, le droit d'asile pour tous les criminels : ces droits et priviléges disparurent lors de la suppression du couvent, ordonnée par Louis XV.

En 1594, Henri IV confirma tous les priviléges accordés à ce couvent par l'édit du 5 octobre 1465, en vertu duquel Vichy jouissait de l'exemption de la gabelle, du logement des troupes, etc.

En 1603, le même roi institua les inspections thermales, afin de remédier à divers abus dont la vente des eaux minérales était l'objet. Le titre d'*intendant*, qui, depuis la création, avait été donné aux médecins des eaux, fut changé, à l'époque de la nomination de Lucas, en 1802, en celui d'*inspecteur*.

En 1614, un second couvent de capucins, ou mieux une maison de retraite, s'installa près de l'établissement thermal. Ces religieux avaient pour obligation de recevoir les malades de leur ordre qui se rendaient à Vichy pour y prendre les eaux. Une partie de ce couvent existe encore ; elle sert aujourd'hui, avec son église, à l'Etat qui en est propriétaire, de magasin pour le dépôt des bouteilles, la confection des caisses et l'expédition des eaux.

Mesdames de France, tantes de Louis XVI, firent encore pendant leur séjour à Vichy, en 1785, leurs dévotions dans cette chapelle.

En 1696, Vichy était déjà très-fréquenté par les seigneurs de la cour ; dans cette même année, Louis XIV créa, par lettres-patentes, un hospice appelé Hôpital des Pauvres de Vichy. Avant cette époque, les malheureux et les militaires étaient reçus dans une maison située au milieu de la ville, et livrés à la bienfaisance publique. Cette maison ne pouvant recevoir tous les malades qui se présentaient, ni être agrandie, à cause de sa situation, l'hospice fut transféré, en 1747, à la place Rosalie, où il existe en ce moment. Le local fut donné par M. Delabre, curé de Vichy, et le reste payé par l'administration, avec l'argent des bienfaiteurs ; mais Louis XIV, en créant cet établissement, y avait attaché certaines redevances, entre autres celle de 18 deniers perçus par l'administration de l'hospice par chaque bouteille d'eau transportée.

En 1676, plusieurs personnages illustres vinrent visiter Vichy. Tout le monde sait qu'à cette époque Mme de Sévigné vint y boire les eaux et prendre les douches. On connaît aussi la manière dont elle parle de ce dernier mode de traitement dans ses lettres à Mme de Grignan, sa fille, et la description qu'elle fait du séjour délicieux des environs de Vichy. On voit encore la maison, la chambre et le cabinet qu'elle occupait dans le vieux Vichy : cette maison appartient aujourd'hui à Mme Soalhat ; elle est située sur la place de la Mairie.

L'éloquent Fléchier fit aussi, à la même époque, usage des eaux de Vichy ; mais comme les écrits de ce grand orateur ne sont pas aussi répandus que les lettres de Mme de Sévigné, je crois être agréable au lecteur, en citant quelques ·fragments puisés dans les ouvrages qu'il a laissés sur Vichy.

« Il n'y a pas dans la nature, dit-il, de paysage
« plus beau, plus riche et plus varié que celui de
« Vichy. Lorsqu'on arrive, on voit, d'un côté, des
« plaines fertiles ; de l'autre des montagnes dont
« le sommet se perd dans les nues et dont l'aspect
« forme une infinité de tableaux différents, mais
« qui vers leur base sont aussi fécondes en toute
« sorte de productions que les meilleurs terrains
« de la contrée... Ce qu'il y a de plus remarqua-
« ble en ce lieu, c'est qu'on n'y trouve pas seu-
« lement de quoi récréer la vue lorsqu'on le con-
« temple et à s'y nourrir délicieusement lorsqu'on
« l'habite, mais encore à se guérir quand on est
« malade ; en sorte que toutes les beautés de la
« nature semblent avoir voulu s'y réunir, avec
« l'abondance et la santé. »

En 1700, Vichy comptait 190 feux et 700 habitants ; tandis que sous l'ancienne monarchie, alors que Vichy était le siége d'une châtellenie royale, d'un grenier à sel, d'un bureau de traites, etc., on y comptait 1,431 feux. Ce bureau de traites était établi pour percevoir les

droits de transport des marchandises qui voya-
geaient jusqu'à destination sur la rivière d'Allier.

En 1774, après la suppression du couvent,
dans lequel il ne restait plus que six religieux,
l'évêque de Clermont s'empara de tous les biens
qui appartenaient à la communauté, en payant à
chaque religieux, jusqu'à sa mort, 1,800 livres
de pension ; le dernier de ces religieux, dit
M. Noyer, mourut à Vichy en 1802. Le couvent
et ses dépendances subirent, pendant la révolution,
le sort commun à tous les établissements religieux, c'est-à-dire qu'il fut démoli, et les matériaux vendus pour la construction de divers hôtels
de Vichy-les-Bains. Il n'en reste plus aujourd'hui
que la portion que l'on voit au-dessus de la source
des Célestins, et qui bientôt tombera en ruines.

En 1787, mesdames Adélaïde et Victoire de
France vinrent encore à Vichy pendant la saison
des eaux. Ces thermes, qui ont été fondés par
ces deux princesses, se trouvaient avant elles presque abandonnés ; une seule source était recueil-
lie, c'était celle du Puits-Carré, mise à l'abri dans
un petit bâtiment que l'on appelait alors la *Maison du Roi.*

Histoire de l'établissement thermal.

Le grand établissement thermal que l'on voit aujourd'hui, et dont la construction date pour ainsi dire de nos jours, a succédé à la *Maison du Roi*, dont nous venons de parler, laquelle renfermait dans son intérieur tout l'appareil balnéaire, des bains, des douches et des étuves. Le fermier des eaux avait pour obligation de tenir deux lits à la disposition des pauvres qui recevaient la douche. Sur la porte de ce modeste établissement, on lisait :

Lava te et porta grabatum.

Chacun pouvait alors y prendre des bains, c'était au premier occupant. Les buveurs n'y avaient aucun agrément; la seule promenade des malades se trouvait dans le couvent des Capucins; les riches et les pauvres étaient reçus indistinctement dans de mauvaises auberges; le besoin de se guérir et l'efficacité des eaux faisaient oublier aux riches leur fierté, et aux nobles toute différence de caste.

C'est dans cet état que Mesdames de France trouvèrent, en 1785, l'établissement de Vichy, et qu'elles résolurent de remédier à tous les in—

convénients d'une pareille situation. L'architecte Janson fut chargé de faire un plan dans lequel se trouvait une galerie couverte pour mettre les malades à l'abri des intempéries de l'air ; les baignoires d'hommes et de femmes, qui jusque–là étaient placées dans le même cabinet, au grand désagrément des baigneurs, furent séparées pour toujours. D'autres améliorations avaient été projetées par les fondatrices dont la présence, dit le baron Lucas, fut un bonheur pour le pays, et surtout pour les pauvres de Vichy et des environs; mais la Révolution ayant tout détruit, Vichy resta sans secours jusqu'en 1806, époque à laquelle les thermes et les terres qui les environnaient, sur lesquelles on a bâti plus tard l'établissement actuel, devinrent la propriété de l'Etat.

En 1812, Napoléon, pendant la campagne de Russie, affecta, par un décret daté de Cumbinem, une petite somme aux thermes de Vichy : cette somme fut employée à l'acquisition des maisons qui gênaient les abords de l'établissement, ainsi qu'à celle du terrain du parc sur lequel, à la même époque, on a dessiné et planté ces belles allées d'arbres qui font aujourd'hui les délices des baigneurs.

En 1814, Mme la duchesse d'Angoulême étant

venue à Vichy, des travaux d'embellissement et d'agrandissement furent de nouveau projetés ; cette princesse posa la première pierre de l'établissement actuel, à la construction duquel elle a contribué de ses propres deniers, d'après les plans de M. Rose-Beauvais. Elle était venue de nouveau en 1830 à Vichy, pour y reprendre les eaux, lorsque éclata la révolution de Juillet. La duchesse en partit pour se rendre en exil. Dans les nouvelles constructions devaient s'adapter les anciennes. Ces projets, exécutés et terminés en 1829, ont donné lieu à l'édifice que l'on voit aujourd'hui.

En 1846, M. Cunin-Gridaine, alors ministre du commerce, encouragé par la prospérité toujours croissante de Vichy, fit faire à l'établissement des améliorations et des embellissements considérables, dirigés avec goût par M. Isabelle, architecte du gouvernement.

Vichy d'à présent.

L'ancienne et petite ville de Vichy, située sur la route nationale de Paris à Nîmes, fait partie du département de l'Allier (arrondissement de La Palisse, canton de Cusset) ; elle est à quatre-vingt-sept lieues de Paris, à seize de Moulins, à quinze de Clermont-Ferrand et à trente-huit de Lyon.

Vichy se divise en deux parties, *Vichy-la-Ville* et *Vichy-les-Bains;* elle est assise sur la rive droite de l'Allier dont la direction, par rapport à la ville, est du sud au nord. La vallée qui l'entoure est riche en productions de toute espèce; l'air y est pur, le climat doux et tempéré. Les habitants y sont polis, bons et affables, qualités qu'ils doivent sans doute au contact annuel du monde élégant et de la noblesse qui, de tous les pays, se donnent rendez-vous à ces thermes si justement renommés. Les personnes qui recherchent les eaux dans le but d'étendre leurs relations sociales doivent se rendre particulièrement à Vichy : c'est là en effet que l'on rencontre le grand monde, et les plaisirs qu'on y trouve font naître tous les ans des mariages imprévus, ou des affections qu'on dit être constantes.

Les habitants, au nombre de 2,000 environ, sont généralement d'une taille peu élevée, d'un tempérament plus lymphatique que sanguin; leur système musculaire est peu développé.

On n'y voit jamais de maladies épidémiques, et quoique plusieurs personnes, en 1849, y soient mortes du choléra, qu'elles y avaient apporté, cette cruelle maladie n'a pu s'y propager.

Les femmes sont d'une taille moyenne, plus jolies que belles, d'une franchise amicale qui plaît; elles ont la peau blanche, de beaux yeux, la physionomie agréable, douce, spirituelle, et de belles dents.

Indépendamment de la campagne, qui offre au baigneur le plus riant séjour, des routes belles, bien entretenues et faciles viennent y aboutir de toutes parts. « Cette situation est si belle, disait « en 1676 Mme de Sévigné, que si les bergers de « l'Astrée étaient encore dans ce monde, il ne « faudrait pas les chercher ailleurs qu'à Vichy. » Que dirait aujourd'hui cette femme célèbre si elle revoyait Vichy avec tous les embellissements que la civilisation y a apportés depuis cette époque? Autrefois, dit M. Bourdon, une riche héritière se réservait presque toujours, par clause expresse insérée au contrat de mariage, d'être conduite, une fois au moins, aux eaux de Pyrmont, alors si célèbres par leur affluence et leurs plaisirs; c'est pour aller à Vichy que ces clauses, aujourd'hui, devraient être stipulées dans les contrats.

Vichy-la-Ville se ressent de son antiquité : elle est d'un aspect triste et malheureux ; les rues y sont étroites, désagréables, escarpées, et la plupart mal pavées. Plusieurs maisons tombent en ruines ; mais de nouvelles, forté légantes et à plusieurs étages, les remplacent tous les jours ; on trouve néanmoins dans les maisons, quoique de triste apparence, des appartements et des chambres pour les malades, qui ne laissent rien à désirer sous le rapport des soins et de la propreté.

Vichy-les-Bains se distingue, au contraire, par l'élégance de ses hôtels et la coquetterie de ses maisons particulières, propres et bien tenues, ayant toutes un jardin d'agrément. Les rues y sont larges et l'air y circule librement.

La vie n'y est pas coûteuse : le pauvre et le riche y trouvent une nourriture, un logement et des soins convenables. Les indigents, indépendamment de l'hôpital civil, qui au besoin pourrait les recueillir, peuvent s'y loger et y être nourris moyennant vingt sous par jour ; la dépense journalière du riche, pour y être convenablement, est de cinq à dix francs.

De nombreux marchands des villes voisines, et même de Paris, viennent pendant la saison ouvrir des magasins où l'on trouve toutes sortes de produits, parmi lesquels on distingue particulièrement les incrustations ou pétrifications de Saint-Nectaire ou de Saint-Alyre, près Clermont, ainsi que les dentelles du Puy.

Il part journellement de Moulins, de Lyon et de Clermont des diligences allant à Vichy. Les grandes Messageries partent également tous les jours de Paris pour se rendre *directement* à Vichy ; ce qui met cette ville en relation journalière avec Paris, le Midi et l'Auvergne.

L'industrie du pays consiste à tenir un hôtel garni, des chambres ou des maisons particulières ; il résulte de là que le nombre des baigneurs constitue la bonne ou mauvaise fortune des habitants ; car, une fois la saison terminée , chaque propriétaire ferme sa demeure et va solitairement se réfugier dans un coin de sa maison silencieuse, attendant patiemment le retour de la saison prochaine. Les rues elles-mêmes sont désertes, et ce n'est qu'à de longs intervalles qu'on rencontre, le soir, quelques habitants attardés, munis d'une lanterne.

Le produit du sol suffit ordinairement à la nourriture des habitants, qui sont très-sobres ; chacun récolte à peu près pour la consommation de son année, en sorte que Vichy n'a véritablement d'importance que celle qu'elle tire de ses eaux thermales, les plus fréquentées de France, il est vrai, qui font de cette ville la métropole de nos établissementsthermaux.

Grand Etablissement thermal.

L'établissement que l'on voit aujourd'hui et dont nous venons de faire l'historique offre un parallélogramme rectangle, ayant cinquante-sept mètres de côté sur soixante-seize de large. La façade principale regarde le midi ; elle présente dix-sept arcades qui donnent entrée dans une galerie au rez-de-chaussée ; au premier étage existe un nombre égal de fenêtres cintrées. A chaque extrémité de cette façade se trouve, au rez-de-chaussée, une grande piscine ; l'intérieur contient des cabinets de bains très-élégants, enrichis de peintures, ornés de glaces, de robinets en cristal, et les parois revêtues de carreaux de porcelaine. Cet édifice renferme actuellement cent quatre baignoires, quatre cabinets pour douches, les réservoirs d'eau minérale et les chaudières avec des étuves à côté pour y chauffer le linge. Des promenades ou salles d'attente règnent autour des cabinets ; ces salles communiquent entre elles par une galerie centrale d'où l'on découvre quatre belles fontaines ornées d'un bassin circulaire, placées au milieu de quatre cours ; ces fontaines fournissent aux bains et à l'établissement la quantité d'eau douce pour les besoins du service.

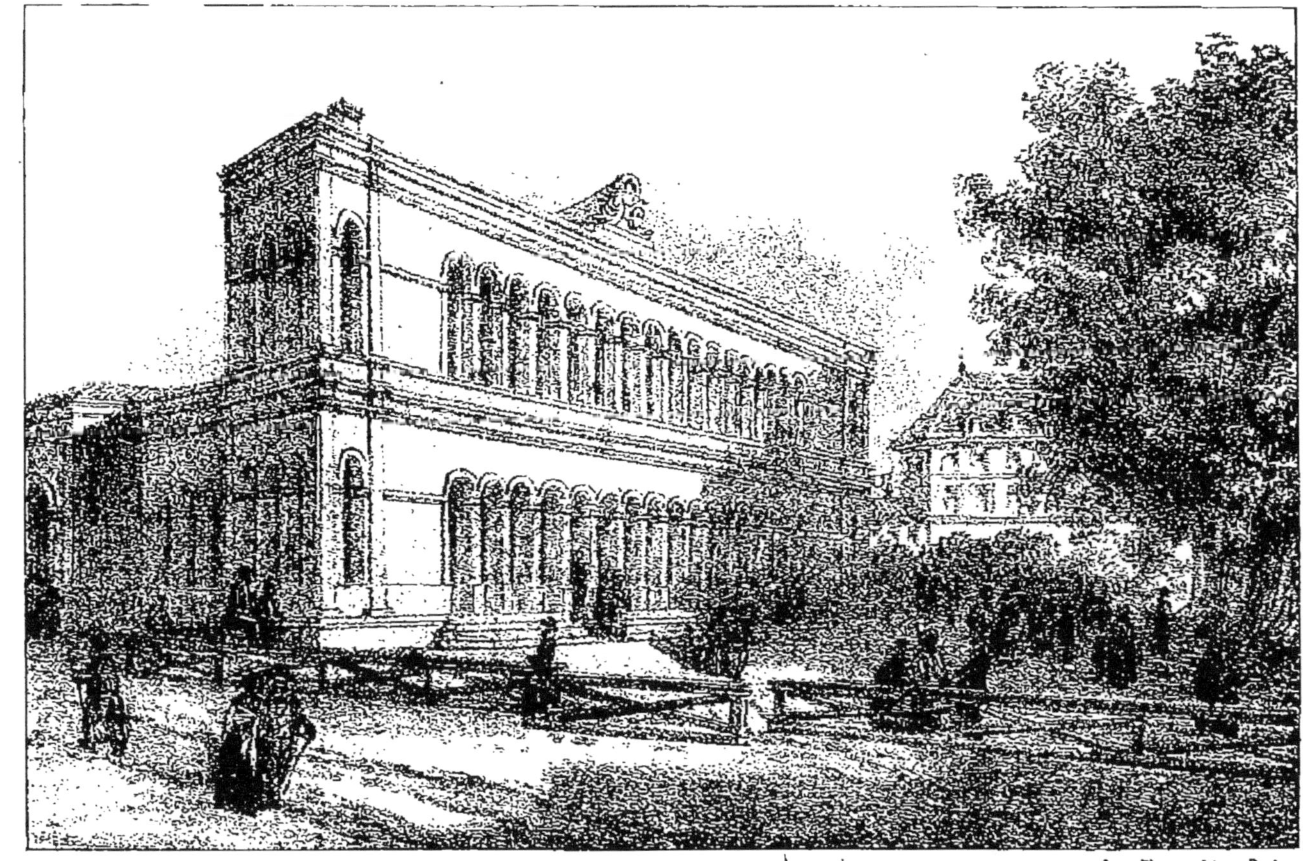

GRAND ÉTABLISSEMENT THERMAL DE VICHY.

La partie du bâtiment qui longe l'hôtel Montaret suffit aux baigneurs venus au commencement ou à la fin de la saison ; mais, au moment
où ils sont le plus nombreux, tout ce côté est consacré aux dames, tandis que le côté opposé reste
entièrement réservé au service des hommes.

Au premier étage, donnant sur le parc ainsi
que sur une partie de la grande galerie de communication du rez-de-chaussée, se trouvent de
vastes salons décorés avec le meilleur goût et la
plus grande richesse. A côté de ces beaux salons,
on voit également un cabinet de lecture avec
tous les journaux, une salle de billard, et au milieu une vaste rotonde qui sert, dans les grands
jours de la saison, de salle de bals et de concerts ;
elle est ornée de glaces et enrichie de superbes
peintures allégoriques.

Etablissement balnéaire de l'Hôpital civil.

En 1819, on créa, comme annexe, l'établissement thermal de l'Hôpital, bâti sur une portion
du jardin appartenant à l'hospice et situé sur la
place Rosalie. Cet établissement se compose d'une
jolie salle d'attente, de onze cabinets de bains et
de trois cabinets de douches, destinés particuliè-

rement aux douches ascendantes, ainsi que d'une élégante piscine. Ces cabinets renferment actuellement vingt-cinq baignoires. L'eau minérale qui alimente cet établissement provient de la source que l'on voit au milieu de la place et qui porte le nom de source de l'Hôpital.

Depuis le 26 juillet 1830, époque à laquelle Mme la duchesse d'Angoulême quitta Vichy, le gouvernement, sous l'administration paternelle de M. Edmond Méchin, préfet de l'Allier, qui avait pour l'établissement de Vichy une sollicitude toute particulière, n'a pas cessé de faire des sacrifices considérables pour l'entretien des bâtiments et la conservation des sources.

Des constructions nouvelles, ayant pour but d'augmenter les ressources en eaux douces et thermales, étaient en cours d'exécution au moment où la révolution de Février éclata ; depuis lors, une partie de ces grands travaux qui allaient être terminés est restée inachevée faute de fonds. Tous ces travaux étaient exécutés sur les plans de M. François, ingénieur des mines, et sous la direction de M. l'architecte Batillat.

En 1833, les frères Brosson devinrent, à titre de fermiers, adjudicataires des eaux pour neuf ans, moyennant une somme annuelle de 26,000 francs. Cette ferme est expirée en 1841, et, depuis le 1ᵉʳ janvier 1842, l'Etat administre pour son propre compte.

Tarif des eaux minérales.

Le tarif de l'exportation des bouteilles d'eau minérale est fixé à 60 centimes le litre, l'emballage compris, et à 35 centimes le demi-litre.

Chacun peut, en outre, faire remplir des bouteilles d'un litre ou d'un demi-litre, à raison de 30 centimes pour les premières et de 15 centimes pour les autres, plus 5 centimes pour la capsule et le bouchon.

Hôpital thermal militaire.

Cet établissement, créé en 1847, est dû à la sollicitude toute paternelle de l'administration de la guerre en faveur de nos soldats malades, et particulièrement en faveur de ceux qui, par suite des fatigues de la guerre ou du climat d'Afrique, ont besoin du secours des eaux de Vichy pour rétablir leur santé.

Le ministre de la marine désigne également tous les ans les militaires de son département qui sont dans le même cas, et dont le nombre est aussi considérable relativement que ceux de l'armée de terre, à cause de leur séjour dans les colonies et les diverses régions des pays chauds, où les maladies du foie, de l'estomac et des intestins sont précisément les plus fréquentes, et dont la nature réclame plus particulièrement le bénéfice des eaux de Vichy.

D'après une circulaire de M. le ministre de la guerre, en date du 13 février 1843, trente officiers seulement pouvaient être dirigés sur Vichy, jusqu'au grade de capitaine inclusivement; ces officiers étaient logés à leurs frais, et recevaient gratuitement les bains de l'établissement.

En 1844, M. le baron Dubouchet, intendant militaire de la division, ayant vu à Vichy un simple soldat prendre les eaux sous l'habit d'indigent, écrivit immédiatement à M. le ministre de la guerre pour réclamer, en faveur des sous-officiers et soldats de l'armée, une position officielle plus convenable, et digne en tout point des hommes qui sacrifient leur santé aux intérêts et à l'honneur du pays. M. le ministre de la guerre et particulièrement M. le baron Martineau des Chenez partageant la sollicitude de M. l'intendant de la division, il fut décidé que les sous-officiers et soldats seraient à l'avenir envoyés à Vichy et qu'ils y jouiraient des mêmes avantages que les officiers. Par suite de ce concours bienveillant, une

Commission, composée d'un sous-intendant militaire, d'un officier du génie et d'un médecin de l'armée, fut organisée pour se rendre à Vichy, vers la fin de la saison de 1846, ayant pour mission d'examiner et de traiter, s'il y avait lieu, de l'achat de l'hôtel Cornil. La Commission ayant été unanime sur les convenances de l'hôtel, et les propriétaires désirant en faire l'abandon à une administration, ou mieux encore à un établissement hospitalier, plutôt qu'à un particulier, les conditions du marché furent bientôt arrêtées et conclues, sauf ratification par M. le ministre de la guerre, moyennant le prix de 140,000 francs.

M. le ministre du commerce désireux, de son côté, de concourir à cette œuvre de bienfaisance, s'empressa de concéder, pour l'usage des malades militaires, le droit de puiser 12,000 litres d'eau minérale dans les sources de l'établissement.

Cet hôtel, un des plus grands et des mieux situés de Vichy, peut recevoir aujourd'hui cinquante officiers et quarante sous-officiers ou soldats. Ce nombre, d'après les intentions de M. le maréchal de Saint-Arnaud, ministre de la guerre, doit être porté à cent cinquante, en élevant une construction supplémentaire pour les sous-officiers et soldats, afin de donner une plus grande extension à cet établissement si utile à l'armée.

Les malades militaires, jusqu'à présent, ont été obligés d'avoir recours aux baignoires et aux piscines de l'établissement thermal pour profiter des eaux concédées ; mais cet inconvénient n'est que provisoire, car M. le ministre de la guerre, sur la proposition du Comité du génie, a décidé que des fonds seraient réservés pour la construction d'un établissement balnéaire complet, avec piscines, baignoires, douches et bains de vapeurs, d'après le plan proposé par la Commission.

Hospice civil.

L'hospice civil de Vichy, situé sur la place Rosalie, peut recevoir, pendant toute l'année, soixante-dix malades vieillards ou enfants des deux sexes. Sa chapelle, nouvellement restaurée, reçoit plus particulièrement, pendant la saison, les dévotions des étrangers. En 1848, un étage a été ajouté au bâtiment de droite en entrant dans la cour, de manière à pouvoir y loger commodément et très-sainement soixante malades indigents, venant de toutes les parties de la France. Dans ce nombre, trente lits sont réservés pour les hommes et autant pour les femmes ; mais ce nombre se trouve réduit à cinquante-quatre, à cause de six lits réservés pour droits de fondation.

Si, pendant la saison, quelques malades quittent l'hôpital par suite de guérison ou par tout autre motif, d'autres malades peuvent les remplacer immédiatement jusqu'à la fin de la saison, laquelle avait lieu anciennement à trois époques différentes : la première durait du 15 au 31 mai ; la deuxième, du 16 au 31 du mois d'août ; et la troisième, du 8 septembre au 25 du même mois ; mais alors les malades se baignaient dans les cabinets publics du grand établissement.

Depuis qu'on a établi des piscines, cet usage a changé : voici comment il était établi sous la dernière administration de M. Ramain-Prêtre, maire de Vichy. Chaque année l'administration de l'hospice arrêtait, par une délibération soumise à M. le préfet, le temps que devait durer la saison ; sa durée était relative aux ressources, comparées avec la cherté des vivres. La première réception des malades avait lieu le 1ᵉʳ juin. Cette réception était ensuite renouvelée de quinze en quinze jours, en sorte que la durée totale était, au *minimum*, d'un mois et demi, de deux mois, et quelquefois de trois.

Pour être admis à jouir du bénéfice de l'admission à l'hospice, le malade doit être muni d'un certificat d'indigence, délivré par le maire de sa commune et légalisé par le sous-préfet ; ou

bien d'un certificat du percepteur des contributions, légalisé par le maire, constatant que la
personne n'est pas imposée à plus de 10 francs. Si
le malade est mineur, il doit être porteur d'un
extrait des impositions du père ou de la mère. Il
est nécessaire toutefois, pour que les malades
soient assurés d'y trouver de la place en arrivant
à Vichy, qu'ils adressent à l'avance leurs de-
mandes par l'intermédiaire du préfet de leur
département; comme aussi ils feraient bien d'a-
voir un certificat du médecin dont ils ont reçu les
soins, pour servir de guide à celui qui doit les
leur continuer à leur arrivée.

Cet hospice est aujourd'hui desservi par sept
sœurs de charité de l'ordre de Saint-Vincent de
Paul ; elles fabriquent, dans leur pharmacie parfaitement tenue, d'excellentes pastilles de Vichy,
dont le produit sert à augmenter leurs ressources
pour le soulagement des pauvres; elles dirigent
en même temps une école gratuite de jeunes filles,
fondée en 1785.

Excursions.

Toutes les promenades des environs de Vichy
peuvent se faire à pied, à âne ou en voiture. Tous
les jours, après chaque repas, des troupeaux d'â-

nes bien harnachés et des voitures élégantes viennent stationner à la porte des principaux hôtels,
et offrir aux baigneurs le plaisir d'une promenade
ou d'une excursion dans les environs.

Allée des Dames.

L'Allée des Dames, la promenade la plus près
de Vichy, est située au bout de la rue Ballore, à
l'extrémité du jardin de l'hôpital militaire ; elle
est la plus fréquentée, comme aussi la plus agréable des promenades qui se trouvent hors de Vichy.
Cette belle allée, plantée de très-beaux peupliers,
rappelle le séjour de Mesdames Adélaïde et Victoire de France, en l'honneur desquelles furent
commencées, en 1785, les premières plantations ;
elle fut restaurée par les soins du baron Lucas,
lors du premier séjour de la duchesse d'Angoulême.

Indépendamment de l'air pur et frais qu'on y
respire, la vue se perd dans un paysage charmant,
et l'oreille en même temps se trouve agréablement frappée par le bruit des eaux vives du Sichon.

Le premier objet qui se présente à la vue du
promeneur est un moulin à farine, autrefois destiné au blanchiment des toiles ; plus loin est un
autre moulin, celui du couvent des Célestins, le
même qui jadis procurait de si grands revenus à

la communauté. Puis on rencontre une pauvre et bien triste fabrique de gros draps, dont les produits sont vendus dans le pays aux habitants de la montagne. En continuant encore, cette belle galerie de peupliers conduit aux portes de Cusset, ainsi qu'à sa belle papeterie, dernière maison assise sur les bords du Sichon, fondée en 1822, et dont les produits rivalisent avec ceux des fabriques les plus renommées de France.

Cusset.

La ville de Cusset est située à trois kilomètres de Vichy, entre deux petites rivières que l'on appelle l'une le *Sichon*, et l'autre le *Jolan*. Elle est dominée de tous côtés, excepté du côté de l'ouest, par les dernières parties des montagnes du Forez.

Elle est le chef-lieu du canton et le siége du tribunal de première instance. Le nom de Cusset lui vient, dit-on, de *Cuzey*, qui, en langue celtique, signifie *caché*.

Cette ville est très-ancienne ; son origine remonte au neuvième siècle : c'est pourquoi une foule d'événements, qu'il est inutile de rapporter ici, mais que le lecteur trouvera dans l'ouvrage du docteur Giraudet, viennent se rattacher à son histoire.

Nous dirons cependant, à cause des monuments qui existent encore et qui rappellent ces époques reculées de son histoire, que ce fut à Cusset qu'eut lieu, en 1440, la fameuse entrevue de Charles VII avec son fils et le duc de Bourbon. La maison qui reçut ces personnages illustres est située sur la place, à côté de la pharmacie de M. Bru. Les personnes qui l'habitent se font un vrai plaisir d'admettre les étrangers à la visiter. Il en existe une autre de la même époque, du côté opposé ; toutes les deux sont reconnaissables à leur construction particulière, moitié en bois, moitié en maçonnerie ; leurs toits sont très-aigus et soutenus par de gigantesques pignons faisant saillie sur la place.

L'église qu'on aperçoit en face est un ouvrage du onzième siècle ; à sa gauche se trouve encore le couvent des Chanoinesses avec son cloître, dont quelques parties datent de l'époque romane : il est aujourd'hui occupé par le tribunal de commerce et la mairie ; la chapelle a été transformée en halle aux blés.

En venant de Vichy, après avoir passé le pont, pour entrer dans Cusset, on voit en face une tour noire, massive, profondément enracinée dans le sol, dont les murs ont vingt pieds d'épaisseur jusqu'à la plate-forme, laquelle était autrefois garnie de créneaux et de machicoulis. C'est la dernière des quatre tours qui servaient à défendre l'entrée d'une des quatre portes principales de la ville, la plus fortifiée sous Louis XI, qui n'oublia jamais Cusset. Il en fit une place d'armes relevant de son autorité royale : et bien lui en prit, dit l'histoire; car lors de la révolte des seigneurs du Bourbonnais, de l'Auvergne et du Berry, Cusset tint bon et resta fidèle à son protecteur. L'intérieur de cette tour sert aujourd'hui de prison; les étages sont voûtés ainsi que les chambres des prisonniers, lesquelles réunissent toutes les conditions désirables de salubrité, ainsi que les cachots placés dans les divers étages de la tour, taillés dans l'épaisseur des murs.

Les rues de la ville sont étroites, tortueuses et très-mal pavées. Les habitants du rez-de-chaussée se trouvent, dans beaucoup de maisons, au-dessous du niveau du sol, et les ruisseaux nombreux qui sillonnent la ville en tous sens contribuent encore à entretenir une grande humidité dans toutes ces maisons.

Si l'intérieur de la ville offre peu d'agréments, il faut dire aussi que les promenades publiques sont larges, aérées et garnies de très-beaux platanes, que les maisons qui les bordent, du côté de la campagne, sont généralement construites avec goût.

Le blé et le vin sont les seules productions du pays; ce dernier est plat, fortement chargé en couleur; il ne donne à la distillation que 8 à 10 pour 100 d'alcool; il est peu sucré et s'acidifie facilement.

Cusset possède également plusieurs puits artésiens d'eau minérale ayant des propriétés analogues à celles des puits artésiens de Vichy, ainsi qu'un établissement de bains appartenant à M. Bertrand.

L'Ardoisière.

Cette excursion, une des plus agréables des environs, à 9 kilomètres à peu près de Vichy, commence au delà du faubourg de Cusset; le trajet se fait sur une route neuve, qui se rend à Ferrières et à la Croix-du-Sud. Le chemin que l'on a à parcourir se trouve encaissé et dominé à droite et à gauche par d'épaisses montagnes. Celles de gauche sont formées par des roches primitives de porphyre verdâtre, ou d'un brun rougeâtre quartzifère, parsemées de cristaux de feldspath, de quartz et de talc, entièrement arides et sans traces de végétation. A droite et en bas on voit la rivière qui se rend à l'Allier, d'abord en nappes tranquilles, et, plus loin, se précipite comme un torrent et se brise avec fracas à travers les rochers ; à côté s'élèvent rapidement de hautes montagnes, les dernières de la chaîne du Forez, recouvertes d'arbustes et de chênes toujours verts, dont l'aspect forme, avec l'aridité du côté opposé, un contraste frappant. L'ensemble de cette vallée a quelque chose de si majestueux qu'elle n'a rien à envier aux beaux sites pittoresques de la Suisse. Le premier objet qui jadis arrêtait le voyageur dans cette promenade était un rocher connu sous le nom du *Saut de la Chèvre*.

Comme tous les historiens qui ont écrit sur Vichy font mention d'une légende qui s'y rattache, je crois nécessaire d'en dire ici un mot, encore bien que le rocher qui lui a servi de prétexte n'existe plus, la mine l'ayant fait disparaître depuis 1846 pour ouvrir un passage plus large à la nouvelle route. Voici cette légende : « Sur ce lieu existait jadis un rocher qui fermait l'entrée de la vallée. Un jour, sur la partie la plus élevée, une chèvre s'était avancée pour y brouter quelques restes d'une maigre végétation, mais à peine avait-elle achevé qu'un loup affamé s'élançait pour en faire sa proie. La lutte ne pouvait être égale ; la chèvre se précipita dans l'espace et vint tomber, *sans accident*, sur le bord du Sichon. Le loup voulut en faire autant ; mais, moins heureux que la chèvre, *il se tua* dans sa chute. » Une pauvre femme, avant la destruction du rocher, avait fait de cette histoire son gagne-pain ; placée là pendant toute la saison des eaux, elle racontait cette légende, et l'auditeur ne s'en retournait jamais sans lui avoir laissé un témoignage de sa charité.

Bientôt après avoir franchi cet espace, on arrive au *hameau des Grivats,* connu par sa belle filature de coton et sa fabrique d'étoffes communes, mais très-estimées. Cette fabrique, qui occupe ordinairement de 250 à 300 ouvriers, est très-utile au pays, à cause du travail qu'elle procure à toutes les familles pauvres des environs, à l'exclusion des étrangers, qui n'y sont pas admis.

En avançant de plus en plus dans la vallée, d'autres sites toujours plus pittoresques conduisent jusqu'au pont jeté sur le Sichon ; on le laisse à droite pour suivre à gauche le sentier tracé dans le bois formé d'épais taillis de chênes et de coudriers ; après avoir, en quelques minutes de marche, atteint la hauteur d'un petit monticule, on entend, à sa droite, le bruit d'une cascade perdue au milieu de l'épaisseur d'une riche végétation, qui indique qu'on est arrivé au *Gour saillant.* Les curieux qui veulent s'en approcher sont obligés de descendre sur le flanc du ravin en s'accrochant aux bouquets de chênes et de fougères ; et quand on s'est reposé quelques instants sur ces rochers, on remonte le sentier qui, bientôt après, conduit jusqu'à l'Ardoisière, but principal de la promenade.

Un homme, pendant la saison des eaux, se tient dans les environs pour conduire les curieux dans la grotte ou voûte souterraine ; au bout de cette grotte, qu'on ne peut visiter qu'à la faveur d'une torche allumée, se trouve un large puits, profond et rempli d'eau, creusé depuis la fin du siècle dernier pour l'exploitation de l'ardoise qui est depuis fort longtemps abandonnée à cause de la qualité trop cassante de ses produits.

En sortant de la grotte on aperçoit, en montant, les ruines d'un vieux château que la chronique du pays dit avoir appartenu à l'ordre des Templiers ; la vue qu'on y découvre est si étendue qu'on se trouve largement dédommagé de ce surcroît de fatigue.

A quelques kilomètres du *Gour saillant*, et de l'autre côté de l'eau, se trouve une vaste excavation garnie à l'intérieur de stalactites, au milieu desquelles on distingue, assez vaguement il est vrai, trois bustes de femmes, ce qui a fait donner à cette excavation le nom de *Grotte des*

Fées ; mais il faut ajouter aussi que la course est trop pénible et le résultat trop peu satisfaisant pour tenter une pareille ascension.

Malavaux et la côte de la Justice.

Après avoir quitté l'Ardoisière et les ruines du château des Templiers, ou le mont de Peyrou, on voit bientôt à droite une vallée profonde, étroite, triste et aride : c'est la vallée du Jolan ; son aspect lugubre lui a valu, dans le langage populaire, le nom de *Malavaux*, ou vallée maudite.

Si, au lieu de rétrograder, comme c'est l'usage, on désire continuer le chemin qui se trouve sur la crête de la montagne pour rejoindre Cusset, on se trouve sur un terrain qui porte le nom de la *Côte de Justice*, à cause des exécutions capitales qui avaient lieu autrefois sur cette colline. A cette localité se rattache un autre souvenir, celui d'une jeune fille qui, victime, il y a seulement quelques années, d'un trop violent amour, et honteuse de sa faiblesse, se précipita dans un lac voisin ; une croix de bois a été posée, en souvenir, dans ce lieu abandonné, qui n'offre au visiteur, pour tout dédommagement, qu'un immense panorama trop commun aux environs de Vichy pour aller les chercher aussi loin.

La côte de Saint-Amand.

On appelle côte Saint-Amand une belle colline, située à 4 kilomètres de Vichy ; cette promenade, qui est une des plus fréquentées, peut se faire à pied ou à âne. Cette excursion a pour avantage d'offrir au voyageur, de ce point élevé, les plus beaux sites qu'il soit possible de voir. Du côté de l'ouest, il aperçoit à ses pieds le flanc de la colline entièrement planté de vignes qui s'étendent jusqu'au village d'Albrest ; plus loin, et dans la même direction, le cours sinueux de la rivière d'Allier, le village et les sources d'Hauterive, la forêt de Randan, et à l'horizon, la riche et fertile Limagne d'Auvergne ; et, si la transparence de l'air le permet, on découvre également les tours de la cathédrale de Clermont, le Puy-de-Dôme, les monts Dore et ceux du Cantal ; à gauche, les montagnes de Thiers et le sombre Montoncelle ; à droite Vichy, son établissement thermal, ses beaux hôtels entourés de jardins ; au delà le Sichon, et plus loin les vignes du Creuzier.

Château de Randan.

Ce château est situé au milieu de la forêt de ce nom, à 16 kilomètres de Vichy ; sur la rive gauche de l'Allier, un chemin facile et bien entretenu conduit à travers la forêt à cette résidence princière.

L'histoire du château nous apprend qu'il a été bâti et occupé par des religieux de l'ordre de Saint-Benoît, vers le sixième siècle; mais d'autres historiens pensent qu'il a été commencé sous François Ier ou sous Henri II, son fils. Quoi qu'il en soit, Grégoire de Tours rapporte que ce couvent était célèbre par les vertus de ses religieux. Vers le douzième siècle, il fut transformé en château féodal et devint, en 1491, la propriété d'Anne de Polignac, veuve du comte de Sancerre, tué à la bataille de Marignan.

En 1518, cette veuve ayant épousé François de La Rochefoucauld, cette terre passa par héritage dans cette maison.

En 1566, elle fut érigée en comté, et en 1590 elle devint la propriété du comte de Randan.

Ce n'est qu'en 1821 que ce domaine, vendu un si grand nombre de fois, fut acheté par Mme la princesse Adélaïde d'Orléans, sœur du roi Louis-Philippe, à M. le comte de Choiseul-Praslin. De grands travaux et des embellissements ont été exécutés dans cette belle résidence pendant la vie de la princesse, qui l'a léguée par testament à M. le duc de Montpensier, son neveu. Cette propriété appartient aujourd'hui à M. le duc de Galiéra.

En arrivant, on se trouve en face la cour d'honneur, garnie d'une belle grille en fer, soutenue
par des piédestaux surmontés d'un lion combat-
tant un serpent. Au fond est la façade du château,
élevé de deux étages couronnés par des tourelles
en briques. La façade du côté opposé présente
trois étages d'où l'on voit le panorama le plus
gracieux et le plus étendu des environs. La grosse
tour de l'ouest est la seule partie qui reste des
anciennes constructions ; elle est occupée par les
appartements désignés sous le nom de *logis du
roi*. Les autres parties de ce château ont été modifiées suivant le goût moderne, et les fossés entièrement comblés.

L'intérieur est remarquable par ses décors, ses
riches peintures et ses armoires garnies d'une
foule d'objets de curiosité. Après avoir parcouru
le grand salon de famille, la bibliothèque et la
chambre dite du roi, on passe sur une terrasse qui
conduit à la chapelle. Cette chapelle fixe l'attention des visiteurs par ses belles verreries représentant les trois Vertus théologales, la Foi,
l'Espérance et la Charité. Dans un petit ora-
toire on remarque un tableau de grand prix,
représentant le martyre de sainte Dorothée ;
les personnages qui ont servi de modèles sont :
Mme de Genlis et ses trois élèves, Louis-Phi-

lippe, alors âgé de douze ans, et ses deux frères.

La salle à manger actuelle, anciennes cuisines du château, manque d'élévation et de lumière; les salons qui la précèdent sont revêtus de stuc imitant, par la diversité des couleurs, les plus beaux marbres connus, et ornés d'arabesques décorant les voûtes et les panneaux.

Le parc est de toute beauté; l'air y est toujours frais; les allées, grandes et bien sablées, laissent voir de temps en temps de petites chaumières ou des cabinets rustiques. Les bois qui font partie de ce séjour lui donnent une valeur considérable, dont le revenu était consacré tous les ans à l'amélioration et à l'agrandissement du domaine, au grand avantage des petits propriétaires voisins. La princesse était la bienfaitrice des pauvres de Randan et des villages voisins. Elle avait fondé des maisons d'asile pour les vieillards et des écoles pour les enfants. Un registre, qu'elle s'empressait de consulter à son arrivée à Randan, était déposé dans le salon pour recevoir les noms des visiteurs du château.

Maumont.

En sortant de Randan, on peut se diriger vers le château de Maumont, ou rendez-vous de chasse, dépendance de Randan, à trois quarts d'heure de distance. Ce monument, modèle de château gothique, a été bâti par les ordres de Mme Adélaïde, sur l'emplacement d'une ancienne commanderie de templiers, pour être agréable à ses neveux. On l'a surnommé le rendez-vous de chasse, parce que c'était dans ce lieu que se réunissaient, à cet effet, les princes, lorsque, dans la belle saison, ils venaient rendre visite à Mme Adélaïde. En quittant Maumont, on peut regagner Vichy par la route de Nîmes, en traversant l'Allier sur le beau pont de Ris.

Château d'Effiat.

Le château du maréchal d'Effiat est situé à 20 kilomètres de Vichy ; pour s'y rendre on traverse le pont de Vichy, le village de Vesse, le bois Garot et une partie de la forêt de Randan, pour entrer de là sur le sol de la riche Limagne ; bientôt après on se trouve en vue du château d'Effiat et de ses pavillons couverts d'ardoises, tels qu'ils existaient déjà en 1557.

Avant d'entrer dans la cour d'honneur, on passe sous une porte monumentale surmontée d'un écusson sur lequel sont gravées les armoiries de la maison d'Effiat. Plus loin est le château, assemblage assez irrégulier d'architecture de tou-

tes les époques. En entrant par la porte du milieu, on arrive dans la salle d'armes, remarquable
seulement par sa grande cheminée et les vitraux
sur lesquels sont peintes, d'un côté, les armoiries
du maréchal, avec la date 1620, et, de l'autre,
celles de M. de Pyré, portant la date de 1830.

A droite se trouve une porte qui conduit à la
salle à manger, ornée de très-belles tapisseries
des Gobelins, représentant des corbeilles de fleurs;
à gauche de la salle d'armes est un très-beau salon orné de tapisseries représentant l'histoire de
Don Quichotte ; des culs-de-lampe dorés sur fond
brun en ornent le plafond. Le meuble du salon,
style Louis XV, est recouvert de très-riches tapisseries représentant des pastorales; dans le
fond se trouve la chambre à coucher du maréchal.
Tout ce qui orne cette chambre est parfaitement
conservé, bien que plus de deux siècles aient
passé par là. On y voit encore le lit et le fau-
teuil qui ont servi au maréchal, le tout orné
de riches tentures en velours et soie cramoisie
brodées d'or et d'argent. A côté, on voit une autre pièce qui n'a de remarquable que ses riches
tapisseries, dont les personnages sont représentés
en costume du moyen âge. La seule partie du
château qui offre ensuite quelque intérêt se trouve
au premier étage : c'est une galerie longue et

étroite, garnie d'une série de peintures en mauvais état et de très-mauvais goût, représentant l'histoire du chevalier Roland.

Le grand désir du maréchal était de rendre cette propriété la plus considérable du royaume ; mais le temps ne lui permit pas de réaliser ces magnifiques projets, ni de détourner, comme il en avait l'intention, le cours de l'Allier jusque sous les murs de son château.

Le maréchal d'Effiat, père de Cinq-Mars, exécuté à Lyon, par ordre de Richelieu, le 12 septembre 1642, avait été page de Henri IV, et ambassadeur en Angleterre pour la négociation du mariage d'Henriette de France, sœur de Louis XIII, avec Charles Ier. Il fut nommé maréchal de France le 1er janvier 1631 ; il mourut en 1632, à l'âge de 51 ans, et fut enterré à Effiat, ainsi qu'il en avait manifesté le désir.

Plus tard, ce château appartint au financier Law ; ses créanciers le vendirent à M. de Sampigny d'Issoncourt, dont une des filles avait épousé M. de Pyré, et, en secondes noces, M. D'Aubré, lequel céda, en 1844, Effiat à M. Boucart, riche propriétaire, qui l'a vendu, il y a un an, à M. Gaillard de Montel, son possesseur actuel.

Hauterive.

Hauterive est un petit village à 4 kilomètres
en amont de Vichy. Ce village n'a rien de remarquable, si ce n'est les belles sources jaillissantes
d'eau minérale alcaline de MM. Brosson, et la fabrique de bicarbonate de soude, dont les produits
sont si utiles et si répandus en Europe.

Châteldon.

La petite ville de Châteldon est située à 21 kilomètres environ de Vichy, arrondissement de
Thiers, sur la route de Paris à Nîmes et sur la
droite de l'Allier ; on traverse, avant d'y arriver,
les villages d'Abrest, de Saint-Yorre et la Maison-
Blanche ; à peu de distance de là, et après avoir
passé le second pont, on prend le premier chemin
à gauche qui conduit directement à Châteldon.
Cette petite ville est bâtie au bas d'une colline,
sur un sol granitique ; les rues sont étroites ; les
maisons noires et mal construites, moitié en bois
et moitié en pierres, le tout d'un aspect triste et
malheureux : un ruisseau d'eau vive, le Vauziron,
qui baigne les maisons, traverse la ville dans toute
sa longueur ; la population y est souffreteuse ;

on y voit un grand nombre de femmes affectées de goîtres, attribués à l'eau du torrent dont les habitants font un usage habituel. Toutes les collines environnantes sont couvertes de vignes, et le vin qu'on y récolte est, sans contredit, le meilleur de l'Auvergne : il est léger, agréable au goût, et mérite d'être plus répandu qu'il n'est. Du haut de ces coteaux on découvre un magnifique panorama : les montagnes de Thiers, la chaîne du Forez, le vieux Montoncelle et ses riches sapins, les châteaux de la Motte, de Chabannes, de Périger et de Randan, les monts Dore, Clermont, Riom, le Puy-de-Dôme et les montagnes du Cantal.

Dans la partie supérieure du village se trouve le vieux château, monument du moyen âge, appartenant aujourd'hui à M. de Lamurette, dont les manières agréables font oublier bien vite l'aspect lugubre de son château. L'épaisseur des murs, l'entrée des portes, la distribution intérieure des salles et des corridors, tout retrace le souvenir des vieux manoirs de la féodalité. On y voit encore un de ces puits obscurs, appelés *oubliettes*, au fond desquels la mort par la faim arrivait lentement aux malheureuses victimes qu'on y précipitait. Dans un des étages supérieurs, aujourd'hui servant de grenier, on aperçoit encore sur les murs des peintures en partie effacées, représentant des sujets religieux.

Les chroniques du temps rapportent que c'est en 1108, sous le règne de Louis le Gros, que fut bâtie cette forteresse, vendue avec ses dépendances, le 4 décembre 1837, à M. Adrien de Lamurette, son propriétaire actuel.

L'église, que l'on aperçoit en entrant dans le village, faisait partie de l'ancien couvent des Cordeliers; elle a été bâtie, dit-on, en 1557; dans tous les cas, il est facile de voir qu'elle est fort ancienne, aux sculptures du moyen âge que l'on remarque sur son portail, représentant d'un côté un moine, et de l'autre un satyre écorché.

Châteldon est principalement connu par ses sources d'eau minérale froide et ferrugineuse, dont la réputation est justement méritée et dont les propriétés sont appréciées depuis longtemps. Ces sources sont au nombre de deux, celle des vignes et celle de la montagne; toutes les deux sont placées sur les bords du torrent dont nous avons parlé. La première appartient au docteur Desbrest, de Cusset, qui en est en même temps le médecin inspecteur; et la seconde à M. de Lamurette. L'analyse chimique qui en a été faite a constaté que cette eau ferrugineuse avait la plus grande analogie avec les eaux de Spa, avec cette différence que celles de Châteldon renfermait beaucoup plus de matières salines. On les prend, en boisson seulement, pour combattre le défaut des règles et pour rétablir la constitution chez les personnes lymphatiques ou scrofuleuses ; elles sont bues principalement transportées, car elles peuvent être conservées en bouteilles plusieurs années sans se décomposer.

Château de Busset.

Cette belle propriété, à 14 kilomètres de Vichy, est bâtie sur les dernières montagnes du Forez, au-dessus du village de ce nom. La partie la plus élevée, qui indique de loin la présence du château, est une tour gothique connue sous le nom de tour de Riom, s'élevant de beaucoup au-dessus des autres, dans le style du quatorzième siècle.

L'histoire de ce château rapporte qu'en 1374 Guillaume de Vichy en était le seigneur ; que de cette famille il passa dans la maison d'Allègre, et enfin dans celle des ducs de Bourgogne, dont les propriétaires actuels sont les descendants, par suite du mariage de Marguerite d'Allègre avec Pierre de Bourbon-Busset. Cette branche de la maison de Bourbon eut pour auteur Louis de Bourbon, fils de Charles Ier et d'Agnès de Bourgogne, nommé évêque de Liège, ce qui ne l'em-

pêcha pas d'épouser la veuve du duc de Gueldres,
ni d'obtenir que ce mariage fût déclaré légitime.
Plus tard, par lettres-patentes du roi Louis XIII,
sur la demande de Philippe de Busset en 1618,
les descendants de Louis de Bourbon furent reconnus légitimes héritiers de la maison royale de
Bourbon, et qualifiés du titre de cousins du roi,
titre qui leur fut confirmé, en 1661, par Louis XIV.

De loin, ce château offre une perspective ad-
mirable, et le panorama qui se présente à l'horizon, lorsqu'on est arrivé sur les lieux, forme le
tableau le plus riant et le plus varié des environs
de Vichy.

Les points les plus intéressants à voir de ce
site élevé sont : l'élégant pont de Ris, le château de
Maumont, la Limagne tout entière, et puis, au
loin, la cathédrale de Clermont, le Puy-de-Dôme,
le Mont-Dore et le cours sinueux de l'Allier.

L'intérieur du château est remarquable par le
bon goût qui a présidé à ses décorations; les salles, les corridors et les terrasses offrent, dans leur
ensemble, le type le plus parfait des beaux do-
maines d'autrefois.

Cette propriété est aujourd'hui habitée, pour le
soulagement des pauvres de Busset, par MM. de
Bourbon-Busset, propriétaires actuels, enfants
jumeaux de François-Joseph, comte de Bourbon-

Busset, né en 1782, ancien maréchal de camp,
et de Mme la duchesse de Gontaut-Biron, mère de
Mme la comtesse de Bourbon.

Château de Charmeil.

Ce château, situé sur la route de Saint-Pour-
çain, à 8 kilomètres de Vichy, sur la rive gauche de l'Allier, est une des plus jolies propriétés
des environs ; sa situation est des plus agréables ;
la vue, du côté de l'Allier, après avoir parcouru
une étendue considérable de belles prairies, vient
se reposer agréablement sur les coteaux du Creu-
sier ; à droite et à gauche on voit, dans l'espace,
un horizon charmant formé par les jardins, les
bois et les terres de ce beau domaine.

La construction du château n'est pas très-ancienne ; elle date sans doute du temps de Louis XV,
si l'on en juge par les peintures placées sur les
parties supérieures des portes et des cheminées.
La distribution intérieure est parfaite, l'ameu-
blement d'un très-bon goût.

Ce château appartenait à Mme la marquise douai-
rière d'Évry, morte en 1851. Elle venait tous
les ans habiter ce séjour pendant la saison des
bains ; sa présence, par la bienveillance de
son esprit et la noblesse de son cœur, contribuait

encore à l'agrément de ce séjour. Ce domaine appartient à Mme d'Evry, sa belle-fille, aujourd'hui Mme la marquise de Monteynard. A quelques pas du château, existe une modeste église de village, propriété de la paroisse. C'est là que le curé de Saint-Remy, vient quelquefois célébrer l'office divin. Les habitants du village ne manquent jamais de s'y rendre pour remercier Dieu dans le ciel, et leurs bienfaitrices sur cette terre, dont le nom sera toujours béni par les nécessiteux, qui trouvent dans ce séjour, aujourd'hui comme autrefois, bonté, secours, et protection.

Géologie.

Vichy, par sa situation, fait incontestablement partie de la géographie de l'Auvergne connue sous le nom de Limagne. On suppose que la vallée de Vichy, depuis Cusset jusqu'à Gannat, a été longtemps submergée, qu'elle formait un grand lac dont l'eau s'était peu à peu écoulée par des rivières et des ruisseaux jusqu'à la mer, et qu'enfin toutes ces voies d'évacuation s'étaient réunies en une seule pour former l'Allier.

Les divers produits souterrains, trouvés à toutes les époques dans cette contrée, ont donné un grand poids à cette opinion. Ces produits, par leur nature, indiquent que ce bassin était rempli par une eau douce ; ce sont des cailloux roulés et trouvés sur des montagnes ; des assises calcaires, des coquillages, des traces de squelettes d'animaux antédiluviens, de poissons d'eau douce, d'oiseaux aquatiques et de plantes inconnues, enfouis et conservés par la chaux dans des dépôts calcaires. Ce grand lac se trouvait borné par des montagnes de différentes natures, mais particulièrement de nature granitique et des roches primitives, comme celles que l'on trouve sur la route de l'Ardoisière.

On pense aussi que le niveau de ce lac aurait été déplacé par suite des secousses opérées par des mouvements volcaniques, et que des montagnes se seraient montrées par suite de ces ébranlements souterrains, ou bien que des produits salins, déposés successivement au niveau du sol, auraient, en obstruant leurs propres issues, formé, par le mouvement ascensionnel, d'autres montagnes : c'est ainsi, dans tous les cas, que se sont organisées ces masses calcaires, dures, compactes et verticalement ondulées d'arragonite que nous voyons au-dessus de la source des Célestins. On trouve dans les diverses parties du sol de Vichy, qui appartient aux terrains diluviens et postdiluviens, les roches suivantes : le calcaire siliceux et argileux, pouvant fournir d'excellente chaux hydraulique. Le sol proprement dit est formé par de l'argilo-calcaire plus ou moins plastique; il appartient au terrain tertiaire moyen et au terrain d'alluvion.

Du climat et de la végétation de Vichy.

Le climat de Vichy est doux et tempéré; pendant l'hiver on y voit souvent de la neige, à cause du voisinage des montagnes de l'Auvergne; le printemps, néanmoins, y commence de bonne heure. C'est pourquoi les malades feraient bien, dans l'intérêt de leur santé, de se rendre à Vichy à partir du mois de mai, comme étant ordinairement le plus beau et le plus agréable de la saison. Les bords de l'Allier et du Sichon sont aussi plus fleuris qu'à toute autre époque de l'année.

Pendant l'été, on y remarque des jours très-chauds, mais qui heureusement se trouvent rafraîchis le soir par la brise de l'Allier et du Sichon; des orages violents éclatent souvent pendant les mois d'été, à cause des hautes montagnes d'Auvergne; en automne, le mois d'octobre est ordinairement très-beau, mais il arrive souvent que des brouillards, venant des plaines de la Limagne, s'étendent comme un voile épais sur la vallée de Vichy.

Les espèces végétales qui croissent dans les environs sont semblables à celles du Bourbonnais et de l'Auvergne. La floraison de Vichy diffère peu de celle de Paris, attendu que l'élévation de Cusset au-dessus du niveau de la mer, dit le docteur Giraudet, est égale à celle de Paris, ainsi que la moyenne des deux températures.

Du règne animal.

Il suffira, je pense, pour atteindre le but que je me suis proposé, de donner seulement un aperçu des diverses espèces animales qui croissent et qui vivent dans les environs de Vichy, afin de faire connaître les ressources que peut offrir aux baigneurs le pays qu'ils doivent habiter. Au nombre des produits de ce genre, j'aurai à signaler particulièrement parmi les *crustacés* : l'écrevisse commune ; parmi les *poissons* fournis par le Sichon, l'Allier et le Jolan, ainsi que par les étangs environnants : le saumon, la truite, le brochet, la carpe, le goujon, la tanche, l'anguille et la lamproie.

Dans la famille des *oiseaux* ou *palmipèdes*, nous trouvons : le canard sauvage, la sarcelle, le pluvier, le vanneau, la bécasse, le foulque des bords des étangs, la perdrix rouge et la grive.

Parmi les *quadrupèdes,* on y trouve comme partout ailleurs le mouton dont l'espèce est petite, ainsi que le bœuf ; les veaux seraient de très-bonne qualité, si par habitude, ou mieux pour économiser le lait des vaches, les habitants ne les vendaient pour être abattus aussitôt après leur naissance, à tel point qu'à Vichy, le veau le plus vieux n'a jamais plus d'un mois.

Le sanglier y est très-rare ; parmi les animaux nuisibles, on rencontre la vipère, le loup et le renard.

Du règne minéral.

Vichy est bâti en grande partie sur un terrain qui a pour base principale une roche calcaire formée par les dépôts salins successifs et ascensionnels, laissés par les diverses sources thermo-minérales qui sourdent de toutes parts ; le rocher d'arragonite de la source des Célestins en offre un exemple qui indique suffisamment les phénomènes qui ont dû s'opérer anciennement sous ce rapport.

La découverte des puits artésiens nous met heureusement à l'abri des inquiétudes qu'il serait permis d'avoir, dans un temps fort éloigné sans doute, concernant l'occlusion des sources naturelles, ainsi que celle des Célestins tend à le faire craindre depuis longtemps.

La roche des Célestins est une sorte de muraille ayant de 8 à 10 mètres d'épaisseur et plus de 100 de largeur ; sa disposition représente une suite de couches concentriques, peu épaisses et complétement verticales, à surface mamelonnée. Sa composition est de calcaire cristallisé, basilaire et translucide, dont les fibres sont perpendiculaires au plan des couches ; sa texture est fibreuse ou compacte ; dans d'autres points, on voit des cellules oblongues, produites sans doute par un dégagement de gaz au moment où la matière calcaire était encore à l'état de pâte.

On a vu, en creusant le puits de M. Lardy, dans l'enclos des Célestins, que cette couche verticale devient, plus profondément, tout à fait horizontale. Ce travertin, ou masse calcaire concrétionnée, est exploité comme moellon ; le plus récent, qui est cristallisé et grisâtre, sert à faire de la chaux.

La composition chimique de ce travertin est de :

Carbonate de chaux. . . . 0,829.

— de magnésie.. .⎫

— de fer. . . . .⎬ 0,076.

Manganèse. . . . .⎭

Argile. . . . . 0,009.

Il est permis de penser, d'après les divers trous de sonde qui ont été pratiqués depuis quelques années dans les environs de Vichy, que l'étendue de la nappe d'eau minérale peut avoir 4 kilomètres environ de superficie.

D'après le docteur Giraudet, le terrain de Vichy est formé de marne grisâtre dans les environs du Sichon, et partout ailleurs de calcaire blanchâtre.

Sur la hauteur de la côte Saint-Amand, on trouve un terrain peu épais, formé de marne jaunâtre avec des débris de roches primitives, de quartz et de galets ; plus bas, tous ces produits sont mélangés avec une grande quantité de sable, des scories volcaniques de diverses couleurs, des grès ferrugineux, des fragments de porphyre quartzifère variés et des poudingues anciens.

Le lit de l'Allier est formé par du sable, du quartz et des galets ; la nature de ce sol et la marche rapide de la rivière, dans les environs de Vichy, sont deux circonstances qui ne permettent pas, comme quelques personnes l'ont avancé, de supposer que ce soit à l'Allier qu'on doive attribuer les nombreuses fièvres d'accès qui se manifestaient autrefois vers l'automne. Tout indique, au contraire, que le territoire de Vichy est un pays très-sain ; mais il faut dire que le rouissage du chanvre, qu'on y cultivait jadis, et qui partout ailleurs est une cause majeure d'insalubrité, devait être considéré comme la cause déterminante des fièvres dont on a tant parlé, et ce qui le prouve, c'est que, depuis que cette culture a diminué dans les environs de Vichy, les fièvres, à cette époque de l'année, n'y sont pas plus nombreuses que partout ailleurs.

Origine des sources.

Que de théories n'a-t-on pas imaginées pour expliquer la chaleur constante des eaux minérales ! Aussi, comme il serait beaucoup trop long d'entrer dans tous ces détails, je me contenterai de rapporter les explications qui paraissent se rapprocher le plus de la vérité, et qu'on doit admettre comme vraies, jusqu'à ce que d'autres hypothèses ou des faits plus positifs soient venus nous démontrer le contraire.

Plusieurs ingénieurs des mines, M. Tetra en particulier, ont remarqué depuis longtemps que plus on s'enfonce dans la terre, et plus sa température est élevée, dans les proportions d'un degré de chaleur par 25 ou 30 mètres de profondeur. M. Arago a également constaté ce fait dans le forage du puits artésien de Grenelle, dont l'eau,

dans une profondeur de 717 mètres, a une température de 28 degrés centigrades, ce qui prouve
évidemment qu'il existe au centre de notre globe
un foyer de calorique dont l'élévation de température doit nécessairement tenir tout en fusion,
voire même les métaux les moins fusibles. Nous
voyons également, d'autre part, que les matières
vomies par les volcans nous arrivent toutes en
fusion. Ces faits étant parfaitement démontrés, il
doit en résulter, par conséquent, que les eaux
pluviales, en s'infiltrant plus ou moins profondément dans le sein de la terre, s'échauffent d'autant plus qu'elles arrivent plus près de ce foyer
central, et qu'à leur retour vers la surface du globe
elles auront suivi, en même temps, une direction
plus perpendiculaire. Cette théorie explique évidemment la cause la plus probable de la chaleur
des eaux minérales.

Il existe, en outre, une grande différence entre
les eaux thermo-minérales et les eaux douces, en
ce que celles-ci augmentent ou diminuent suivant
que les pluies sont plus ou moins abondantes,
tandis que rien de semblable n'a lieu avec les
eaux thermales. Un autre fait également constant, c'est que, quelle que soit la température de
l'atmosphère, celle des eaux thermales ne varie
jamais. Une seule circonstance, cependant, peut

la faire varier ; c'est un grand tremblement de terre ou une éruption volcanique. Nous ajouterons enfin, comme dernière remarque, que toutes les sources d'eaux thermales se rencontrent généralement dans les environs des lieux où existent des foyers volcaniques.

Il est prouvé aussi que toutes les eaux minérales de Vichy, même les sources jaillissantes d'Hauterive et de Cusset, sourdent du calcaire d'eau douce, calcaire qui forme le fond de la vallée de l'Allier, et qu'elles proviennent des terrains primordiaux qui, d'après M. Boulanger, forment, avec le dépôt lacustre une nappe plus ou moins étendue, d'où elles arrivent ensuite à la surface du sol, après avoir traversé les couches des terrains tertiaires par des fissures naturelles.

TABLEAU indiquant les diverses températures qui ont été observées à diverses époques à Vichy.

NOMS des SOURCES.	TEMPÉRATURES OBSERVÉES PAR							Le docteur Barthez,	
	Lasonne, le 10 juillet 1775.	Desbrest, le 27 avril 1777.	Berthier et Pubis, le 3 juillet 1820.	Longchamps, en juin 1825.	François, en octobre et novembre 1843.	François et Boulanger, janvier et mars 1844.	François et Boulanger, août 1844.	en août 1847.	en décembre 1850 et janvier 1853.
Grand puils Carré.	48,75	46,25	45,00	44,88	44,90	43,75	»	46	48
Puils Chomel......	43,13	36,25	40,00	39,26	37,90	28,65	»	41	42
Grande-Grille	48,75	40,63	38,50	39,18	34,20	32,25	»	35	36
Hôpital...........	36,25	36,25	»	35,25	31,60	29,90	»	31	31
Acacias...........	31,25	28,13	»	27,25	27,70	24,20	»	»	»
Lucas.............	»	»	»	29,75	28,45	28,00	»	29	32
Célestins..........	27,50	22,19	»	19,75	16,85	8 à 9	22,20	16	»
Puits Lardy........	»	»	»	»	»	»	»	27	26

Le résultat de toutes ces expériences démontre que la température de la source de la Grande-Grille, après avoir sensiblement diminué, tend aujourd'hui à remonter. Cette diminution, dit M. Boulanger, paraît tenir à la variation du produit de la source, dont le refroidissement naturel serait d'autant plus puissant qu'il s'exercerait sur une masse d'eau moins considérable.

Produit ou jaugeage des sources.

NOMS des SOURCES.	PRODUITS DES SOURCES DE VICHY, EN 24 HEURES, D'APRÈS LES OBSERVATIONS DE				
	Berthier et Publs, en 1820.	Rose Beauvais, en 1825.	François, en 1843.	François et Boulanger en janvier 1844.	François et Boulanger en février, mars, avril et mai 1844.
	m. c.	m. c.	m. c.	m. c.	m. c.
Grand puits Carré.	172,00	180,00	} 174,594	107,802	140,951
Puits Chomel......	2,50	»			
Grande- Grille......	15.50	»	8,082	6,833	6,277
Hôpital	56,00	51,00	56.620	52,005	63,005
Acacias...........	6,50	»	2,692	»	} 54,080
Lucas	6,50	»	6,508	»	
Célestins.	0,50	»	0,455	»	0.800
Puits Lardy.......	»	»	»	»	36,000 lit

On voit, d'après ce tableau, que les sources
d'eau minérale de Vichy ont très-peu varié sous
le rapport de leur volume, pendant cet espace de
vingt-quatre ans, et que l'augmentation qui existe
et qui se trouve indiquée dans la dernière colonne
doit être attribuée évidemment aux grands travaux de captage, habilement exécutés, depuis
quelques années, par MM. les ingénieurs François
et Batillat.

D'après les renseignements qui m'ont été fournis par M. Leroy, directeur de l'établissement, le
résultat de la moyenne des jaugeages officiels,
pratiqués à la fin de 1851 et au commencement
de 1852, a été dans les vingt-quatre heures, pour
le Puits-Carré, de 185 mètres cubes, Lucas et
Acacias, 81, et pour l'Hôpital, de 45.

Des propriétés physiques et chimiques des eaux de Vichy en général.

Les propriétés physiques des eaux alcalines de Vichy sont d'abord d'être chaudes, excepté celles de la source des Célestins; claires, limpides et gazeuses; la quantité de gaz acide carbonique que les eaux renferment est si considérable, qu'en s'échappant ce gaz les rend bulleuses et bruyantes, comme l'eau qui bout. Elles ont un goût piquant, aigrelet; d'une saveur légèrement alcaline, lixivielle au dire des anciens, caractère distinctif et dominant de toutes les fontaines minérales de Vichy. Cette saveur alcaline n'a d'ailleurs rien de désagréable, à cause de l'acide carbonique qui se dégage lorsqu'on la boit. Cet acide se trouve mélangé avec une certaine quantité d'air atmosphérique plus oxygéné que celui de l'atmosphère. Les médecins qui ont écrit anciennement sur les eaux de Vichy s'accordent pour attribuer à toutes les sources l'odeur d'hydrogène sulfuré. Cette odeur n'existe plus aujourd'hui d'une manière sensible, si ce n'est à la source Lucas, et au puits Lardy. Elles laissent déposer sur les bords des bassins du sous-carbonate de chaux, tenu en dissolution par l'acide carbonique libre, avec quelques traces d'oxyde de fer. On remarque également ment une matière verte de nature végéto-animale qui se développe à la surface de l'eau, sous l'influence directe des rayons solaires ; Berzélius l'a trouvée dans les eaux de Carlsbad. Elle a été décrite sous le nom de *tremella thermalis*, car on la rencontre dans toutes les eaux minérales chaudes; on y aperçoit en outre de la glairine et de la sulfuraire. Elles colorent en bleu le papier de tournesol rougi par un acide faible, mais il faut attendre, pour que l'effet soit complet, l'entier dégagement de l'acide carbonique libre.

Voici, d'après l'analyse qui en a été faite en 1825 par M. Longchamps, les substances qu'elles contiennent par litre :

SUBSTANCES contenues DANS LES EAUX.	SOURCES.						
	Grande-Grille.	Chomel.]	Grand-Bassin.	De l'Hôpital.	Des Acacias.	Lucas.	Des Célestins.
Acide carbonique.	litre. 0,475	litre. 0,499	litre. 0,534	litre. 0,494	litre. 0,649	litre. 0,540	litre. 0,562
	gr.	gr.	gr.	gr.	gr.	gr.	gr.
Carbonate de soude	4,9814	4,9814	4,9814	5,0513	5,0513	5,0863	5,3240
— de chaux...	0,3490	0,3488	0,3429	0,5223	0,5668	0,5005	0,6103
— de magnésie	0,0849	0,0852	0,0867	0,0952	0,0972	0,0970	0,0725
Muriate de soude..	0,5700	0,5700	0,5700	0,5426	0,5426	0,5463	0,5790
Sulfate de soude..	0,4725	0,4725	0,4725	0,4201	0,4202	0,8933	0,2752
Oxyde de fer......	0,0029	0,0031	0,0066	0,0020	0,0170	0,0029	0,0059
Silice.	0,0736	0,0721	0,0726	0,0478	0,0510	0,0415	0,1131
Totaux....	6,5351	6,5331	6,5327	6,6814	6,7461	6,6678	6,9802

Puits artésien de MM. Brosson.

Il existe encore à Vichy, depuis le mois de janvier 1844, une seconde source d'eau minérale jaillissante, appartenant à MM. Brosson, obtenue à l'aide de la sonde dans une profondeur de 40 mètres, ayant une température de 23° centigr., située entre le parc et la rive droite de l'Allier. D'après l'analyse qui en a été faite, officiellement, par M. O. Henry, et qu'on trouve au tableau général d'analyse, cette eau, étant composée des mêmes éléments minéralisateurs que ceux des sources découvertes à Hauterive, à Cusset et à Vichy, doit nécessairement, son origine étant la même, jouir des mêmes propriétés médicales.

Depuis la découverte de cette source, des débats se sont élevés entre l'autorité locale, les représentants du ministère du commerce et les propriétaires; les premiers ayant manifesté la crainte de voir diminuer, par le jaillissement de ce puits, les ressources fournies par les fontaines naturelles appartenant à l'Etat. Jusqu'à ce que les débats aient obtenu une solution définitive, les propriétaires, par suite d'une ordonnance en référé, ont été obligés de fermer provisoirement la source.

Eau de Hauterive-lez-Vichy.

Il existait jadis, à côté de ces sources, sur les bords de l'Allier, deux petites fontaines, qui s'écoulaient lentement au niveau du sol ; elles n'avaient d'autre usage que d'être employées en boisson par les seuls habitants de la localité. Une de ces sources ayant cessé de couler, et la croyant perdue dans les sables voisins, MM. Brosson, qui en étaient les propriétaires, se livrèrent à des travaux de sondage, lesquels donnèrent lieu à deux sources jaillissantes qui, en faisant leur fortune, ont agrandi en même temps la réputation des sources de Vichy.

Le produit de la source principale est, dans les 24 heures, d'environ 86 m. c., et sa température de 14 à 15° cent. L'analyse, qui en a été faite par ordre du gouvernement, et que l'on peut comparer avec celles de Vichy, dans le tableau général d'analyse, prouve toute la richesse de ses éléments minéralisateurs.

« En comparant, dit M. Henry, ces résultats à ceux obtenus dans l'analyse de l'eau des sources de l'établissement thermal de Vichy, on reconnaît leur identité ; et tout me porte à croire qu'elles jouissent des mêmes propriétés médicales. »

Dans ses observations sur la composition chimique de l'eau de plusieurs sources de Vichy, insérées au *Journal de pharmacie et de chimie* (janvier 1848), M. O. Henry, membre de l'Académie nationale de médecine, s'exprime ainsi :
« Il y a deux ou trois ans, j'ai eu l'occasion, sur la
« demande de plusieurs propriétaires, d'analyser
« les eaux d'un assez grand nombre de sources
« obtenues à l'aide de forages opérés tant à Vi-
« chy qu'à Cusset et à Hauterive. Ce travail m'a
« conduit à découvrir dans ces eaux et dans celles
« de Vichy, déjà analysées, des principes qu'on
« n'y avait pas signalés antérieurement. Comme la
« présence de quelques-uns de ces principes peut
« justifier certaines propriétés de ces eaux, et
« comme je n'ai rien vu publier depuis sur ce
« sujet, je crois qu'il ne sera pas sans intérêt d'en
« donner connaissance aujourd'hui. »

Plus loin ce chimiste ajoute que toutes ces eaux présentent une très-grande analogie de composition ; qu'elles paraissent émaner d'une nappe commune, puis s'être légèrement modifiées, ou refroidies, pendant leurs trajets souterrains.

TABLEAU général donnant la composition de plusieurs sources de Vichy, établie pour un poids de 1,000 grammes de liquide (1 litre), considéré comme à la sortie du sol.

PRINCIPES MINÉRALISATEURS.	VICHY.			CUSSET.		HAUTERIVE.
	Source Grande-Grille.	Source Nouvelle (Brosson).	Nouv¹⁰ source des Célestins (Lardy.)	Source du puits (Tracy).	Source de l'Hôpital.	Première source (Brosson).
Azote....................	inapprécié	inapprécié	inapprécié	inapprécié	inapprécié	inapprécié
Acide carbonique libre..............	0,231 lit.	0,272 lit.	0,501 lit.	1,04 lit.	0,280 lit.	0,511 lit.
Bicarbonates anhydres { de soude..............	4,900 gr.	4,840 gr.	4,137 gr.	4,620 gr.	5,150 gr.	5,240 gr.
de potasse..............	indices.	indices.	indices.	indices.	indices.	indices.
de chaux..............	0,107	0,094	0,277	0,380	0,661	0,140
de magnésie..............	0,065	0,057	0,240	0,220	0,330	0,140
de strontiane..............	traces.	traces.	traces.	traces.	traces.	traces.
de lithine..............	id.	id.	id.	id.	id.	id.
Sulfates anhydres { de soude..............	0,469	0,410	0,170	0,400	0,502	0,320
de potasse..............	0,020	0,004	0,020	0,020	0,040	traces.
Chlorures { de sodium..............	0,538	0,500	0,358	0,380	0,460	0,410
de potassium..............	0,004	0,003	0,022	0,020	0,020	0,910
Iodure Bromure } alcalins..............	sensibles.	sensibles.	sensibles.	sensibles.	sensibles.	sensibles.
Phosphate?..............	?	?	?	?	?	?
Nitrate?..............	?	?	?	?	?	?
Silicate { de soude..............	0,400	0,340	0,120	0,030	0,120	0,050
d'alumine..............	0,250	0,233	inapprécié	0,080	0,120	0,050
Fer et manganèse..............	0,001	0,001	0,001	0,001	0,120	0,050
Matière organique azot. (av. conserves)..........	indices.	indices.	indices.	indices.	indices.	indices.
Substances fixes..............	6,734	6,482	5,315	6,151	7,253	6,170
Eau pure..............	»	»	»	»	»	»

« Parmi les produits nouvellement signa-
« lés, continue M. Henry, je rappellerai l'io-
« dure, la lithine, la strontiane et le silicate al-
« calin. »

Depuis la publication de ces analyses, le professeur Pioggiale, mon collègue et ami, a trouvé
des quantités très-notables d'arsenic dans l'eau du
Puits-Carré, que j'avais fait évaporer pour en faire
l'analyse. Il n'est pas douteux que les autres sources ne renferment également de l'arsenic. J'ai,
en effet, appris plus tard que MM. Chevallier et
Gobley avaient lu à l'Académie de médecine, le
28 mars 1848, un mémoire sur la présence de
l'arsenic dans les autres sources; dans ce mémoire, les auteurs s'expriment ainsi :

« La composition de l'eau de Vichy n'expli-
« quant pas complétement les bons effets que l'on
« obtient de son emploi, nous avons tenté quel-
« ques essais sur le produit de l'évaporation d'un
« litre de liquide. Nous avons opéré sur les eaux
« des trois sources, Hôpital, Célestins et Grande-
« Grille, et nous avons reconnu que toutes les
« trois renfermaient une quantité appréciable
« d'arsenic. Les taches fournies par la source des
« Célestins étaient plus nombreuses. »

Plus loin, ces auteurs ajoutent que M. Brü,
pharmacien distingué de Vichy, a, d'après leur

avis, opéré sur l'eau de Vichy, et qu'il a obtenu également des taches arsenicales.

Des propriétés particulières à chaque source.

Certains esprits forts diront, ainsi que je l'ai souvent entendu répéter : « A quoi bon se donner la peine d'aller boire à une source plutôt qu'à une autre ; toutes n'ont-elles pas les mêmes propriétés ? La chimie n'a-t-elle pas reconnu qu'elles renfermaient les mêmes éléments ? Sans doute, les chimistes ont bien rencontré quelques petites différences dans les quantités, quelques légères variations dans leur température ; mais tout cela est trop minime au fond pour donner lieu à des changements dans leurs propriétés médicinales ! » Il est vrai que, si nous ne devions nous en rapporter qu'à l'analyse chimique, cette opinion pourrait avoir quelque apparence de vérité ; mais, malheureusement pour les incrédules, les faits sont là pour démontrer les résultats divers qui, tous les jours, viennent frapper l'attention des malades.

Il est évident que les eaux, chimiquement, n'ont pas entre elles de différences bien tranchées, et cependant nous les voyons souvent s'adapter avec prédilection à telle personne plutôt qu'à telle autre, et s'établir, sans que nous puissions nous en rendre compte, une sorte d'attraction

entre certains tempéraments et certaines sources.
Sans doute, personne ne peut nier que, depuis
Bayle, l'analyse des eaux minérales n'ait fait
d'immenses progrès ; mais il nous est démontré également, par cette même science, qu'on
est encore loin de connaître exactement les éléments qui entrent dans la composition des eaux
en général. Ainsi, d'un côté, les divers modes
d'action produits chez les malades, et, de l'autre,
l'impuissance de la chimie nous autorisent à penser qu'il existe des variétés d'action qui sont in-
hérentes à chaque source. Et, sans aller plus loin,
nous pourrions nous arrêter à la différence de
leur température, qui devrait suffire, ce nous
semble, pour nous convaincre de cette vérité ; car
de cette modification seule découlent une foule de
considérations qu'il est impossible de nier. Ainsi,
par exemple, une température plus élevée indique
déjà une profondeur plus grande de la source, des
points de contact par conséquent plus multipliés
dans son trajet, des propriétés dissolvantes plus
énergiques, et une chaleur, enfin, qui à elle seule
peut déterminer, selon le tempérament, des effets
bien différents.

D'après toutes ces considérations, je pense
donc qu'il est utile et sage de s'en tenir à ce que
l'expérience nous apprend journellement, et d'é-

couter la voix de la nature qui se révèle à nous par les divers effets salutaires ou nuisibles ressentis par les malades eux-mêmes. Voici d'ailleurs quelle était l'opinion des anciens médecins sur les propriétés particulières attribuées aux diverses sources de Vichy ; et cette opinion, je dois le dire, a pour moi une grande valeur, attendu qu'elle est basée sur l'observation d'un grand nombre de faits, recueillis, comme le faisaient les anciens, avec la plus minutieuse attention.

Source du grand Puits-Carré.

Cette source est située au milieu de la galerie nord, à l'extrémité de la grande galerie de communication, à droite en entrant sous le vestibule du grand établissement thermal. C'est elle qui fournit la plus grande partie de l'eau nécessaire au service des bains, puisqu'elle alimente deux réservoirs d'une capacité de 54,390 litres chacun. Ce puits fournit aujourd'hui 185$^{\text{m. c.}}$ d'eau ; il pourrait donner facilement 100$^{\text{m. c.}}$ de plus, en augmentant de 70$^{\text{c.}}$ de profondeur l'extrémité inférieure du tube de la pompe actuelle.

Cette source est aujourd'hui peu fréquentée par les buveurs, à cause de sa disposition peu commode pour y puiser l'eau. La description de ses propriétés n'offrira, par conséquent, sous ce rapport, qu'un bien faible intérêt ; néanmoins, je dirai que, dans tous les temps, l'eau de cette fontaine a été employée de préférence dans les maladies des voies digestives compliquées d'affections pulmonaires ; et si la digestion en paraissait quelquefois difficile, on avait soin de la couper avec un tiers de lait. C'est, dit le docteur Desbrest, la plus douce et la moins incendiaire de toutes les fontaines minérales de Vichy.

Les anciens médecins la recommandaient également aux personnes maigres, sèches et nerveuses. Son principal usage aujourd'hui consiste à l'employer en bains et douches. Sauf les motifs signalés plus haut, rien ne s'oppose du reste à ce que les malades la prennent en boisson.

Source du puits Chomel, ou petit puits.

Cette fontaine, ornée d'un petit bassin en marbre blanc, est située vers le milieu de la galerie nord du grand établissement, à gauche avant d'arriver à la porte grillée qui conduit dans la grande galerie de communication, et à 4 mètres environ du Puits-Carré.

Cette source, d'après les renseignements qui m'ont été fournis par M. François, ingénieur des mines, au talent duquel les eaux de Vichy doivent leur bon état de conservation, a une origine commune et se trouve solidaire avec la source du Puits-Carré dont nous venons de parler ; c'est pour cela qu'elle est administrée avec un égal succès, en boisson, dans les mêmes affections que la précédente. Je ne puis cependant passer sous silence le récit de ses propriétés anciennes, qualités que le temps n'a fait que confirmer. A cet effet, je laisserai parler ici de préférence le médecin dont la source porte le nom, à cause de la découverte qui en fut faite en sa présence, pendant que les ouvriers creusaient les fondations du bâtiment neuf, en 1775.

« Je ne rapporterai pas, dit Chomel, les effets « merveilleux que les eaux de cette source ont « produits ; il suffit de dire que tous ceux qui en « ont bu s'en sont bien trouvés, particulièrement « ceux qui sont affectés de la poitrine et de l'es- « tomac, et les Anglais qui sont sujets à la ma- « ladie de consomption les boivent avec plaisir. « Je les ai vus souvent les mélanger avec du lait « et du thé, et s'incliner sur les eaux pour en « respirer les parties volatiles. »

Source de la Grande-Grille.

Cette source, ainsi nommée à cause d'une grande grille de fer qui l'entoure, est située à l'extrémité *est* de la galerie nord du grand établissement, à gauche en entrant par l'arcade de la rue Cunin-Gridaine, qui se trouve en face de l'hôtel Montaret.

Si nous devons nous en rapporter, ainsi qu'il est convenable de le faire, aux écrits publiés par les anciens intendants des eaux, sur les vertus particulières de cette source, nous dirons qu'elle était réputée alors comme renfermant beaucoup plus de sels que les autres fontaines ; qu'elle jouissait à un très-haut degré de la propriété de remédier aux vices des premières voies, au dérangement des organes de la digestion, ainsi qu'aux obstructions des viscères abdominaux.

« Cette source, dit le docteur Desbrest, doit
« être préférée toutes les fois qu'on a besoin d'a-
« gir et de remuer plus efficacement la machine,
« et de mettre ses organes dans le plus grand
« jeu. »

Elle est employée aujourd'hui avec succès, principalement dans les pesanteurs d'estomac, dans les mauvaises digestions, l'inappétence, les borborygmes ; mais plus particulièrement encore pour dissoudre les engorgements du foie et de la rate, dissiper les coliques hépatiques, favoriser l'écoulement de la bile, et détruire par conséquent les traces de jaunisse.

L'eau de cette fontaine détermine quelquefois de légères purgations. On ne la prend qu'en boisson, et celle qu'on y puise est mise en bouteilles pour être transportée ensuite dans les divers pays de l'Europe.

Source de l'Hôpital.

Son voisinage avec l'hôpital civil a valu à cette source le nom qu'elle porte ; elle est située sur la place appelée Rosalie, ainsi désignée en l'honneur de la duchesse de Mouchy qui, en 1819, fit exécuter à ses frais, sur cette place, de grands travaux d'assainissement, rendus nécessaires par suite des eaux stagnantes qui détrempaient les terres et rendaient boueux les abords de la fontaine. Un large bassin en pierre, élevé de deux mètres au-dessus du sol, de forme ronde, sert à contenir l'eau de cette source, protégée, en outre, par une grille en fer surmontée d'une élégante coupole de même métal. Cette coupole a pour but d'abriter la nappe d'eau contre l'action directe d'une

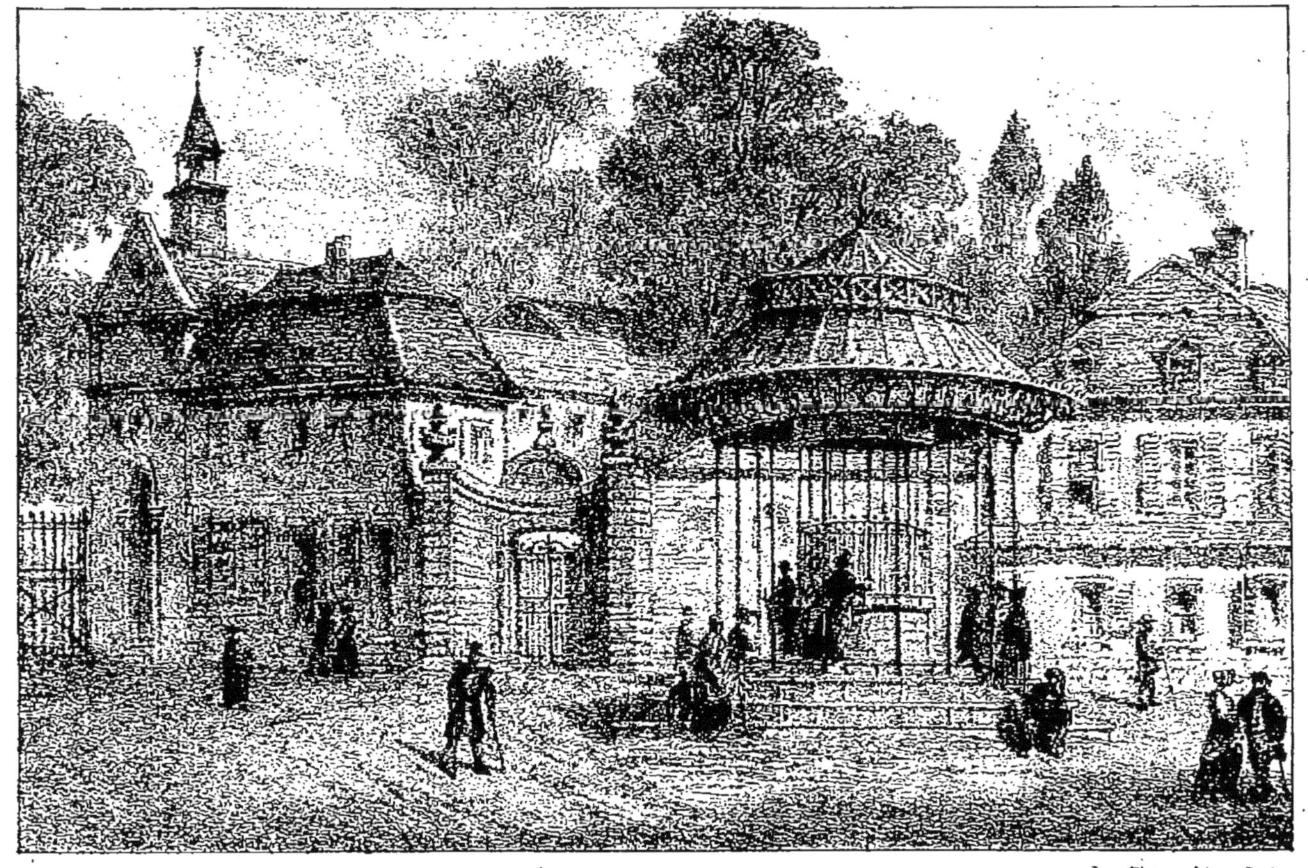

PLACE ROSALIE ET SOURCE DE L'HOPITAL

trop vive lumière, dont l'influence paraît favoriser particulièrement le développement de l'oscil-
laire thermal, dont nous avons parlé en décrivant
les propriétés physiques et chimiques des eaux
en général.

Cette source a conservé jusqu'à présent la réputation, méritée d'ailleurs, d'agir principalement dans les affections des voies digestives, en
ranimant les forces vitales des organes de la digestion depuis longtemps affaiblies; de régulari-
ser les digestions dépravées ; de rétablir le cours
de la bile ; de dissiper les jaunisses anciennes,
avec dégoût et inappétence. Elle est très-efficace
aussi dans la gastralgie et la dyspepsie, autrement
dit dans les maladies de l'estomac, caractérisées
par un affaiblissement des forces nerveuses de cet
organe, ou bien par une exhalation surabon-
dante de gaz après les repas, sans que les sécrétions gastrique et biliaire paraissent en être altérées.

Le docteur Desbrest nous dit qu'elle était anciennement recommandée également dans les
engorgements des ovaires et de la matrice, dans
les coliques bilieuses et venteuses, les coliques
néphrétiques et les suppressions des urines et des
règles. Chomel pensait qu'elle était plus purgative
que les autres, et que son action s'exerçait de

préférence sur les personnes replètes, remplies d'humeurs, ayant la fibre lâche, molle et inerte; qu'elle convenait surtout lorsqu'il fallait ébranler les solides, diviser et atténuer les fluides.

Il était d'usage, à cette époque, de prendre, dans les maladies invétérées, un tiers de cette source et deux tiers de la source de la Grande-Grille. Beaucoup de malades se servent encore, de nos jours, des eaux de ces deux sources simultanément. Sa propriété digestive est en effet très-remarquable, et beaucoup de buveurs, dont l'estomac digère difficilement, viennent chaque jour, après leurs repas, en prendre une petite quantité en guise de café.

Source Lucas.

Cette source est située en face de l'hôpital militaire, à l'entrée des hôtels Montaret et Guillermen. A dix mètres de distance, se trouve celle dite des Acacias, à cause des arbres qui ornaient jadis cette fontaine, aujourd'hui recouverte par une maçonnerie inachevée.

En 1844, M. François, ingénieur en chef des mines, après des travaux de captage commencés à 7 mètres en contre-bas du sol, est parvenu à la réunir à la source Lucas ; par suite de ces grands travaux d'aménagement, ces deux fontaines réunies donnent, par vingt-quatre heures, d'après une note qui m'a été remise, en 1847, par M. l'ingénieur François, 28,800 litres au niveau du sol, au lieu de 13 mètres cubes qu'elles fournissaient auparavant, et 109,150 litres à 3^m90 au-dessous. Il paraît, en outre, d'après M. Faucille, que cette source aurait été occupée autrefois par une piscine romaine. Des restes de constructions, trouvés pendant les travaux de captage, ne laissent aucun doute à cet égard.

Cette eau renferme particulièrement une quantité très-notable d'hydrogène sulfuré. Cet acide n'est appréciable qu'à la source, il disparaît complétement par le transport ; car l'analyse qui en a été faite à Paris bientôt après son puisement, par M. Bussy, en 1850, sur la demande de M. le ministre du commerce, a démontré qu'il n'en existait pas les plus légères traces dans les bouteilles, ce qui prouve que cet acide n'est là qu'accidentellement, dû, sans doute, à la fermentation de quelques substances organiques que ces eaux traversent ; ce qu'il y a de certain, c'est qu'il n'y est pas combiné, comme dans les sources véritablement sulfureuses.

Son action, qui est très-énergique, s'aperçoit bientôt par l'irritation qu'elle détermine sur la peau, même après une immersion de très-courte durée ; elle favorise activement toutes les sécrétions, et l'impression qu'elle produit sur l'estomac est tellement vive que l'appétit, dit Longchamps, se perd bientôt si on la prend en trop grande quantité.

Elle est très-utile dans les maladies de la peau, sans inflammation de la partie malade. Lorsqu'on veut la prendre à l'intérieur, on doit faire en sorte que l'estomac ne soit pas irrité. Il faut, dans tous les cas, la boire avec ménagement, la couper avec du lait, une infusion de thé ou de tilleul, ou, mieux encore, avec de l'eau ordinaire gommée. Son efficacité est très-grande lorsque l'affection gastrique succède à une maladie cutanée, dartreuse ou galeuse, ou en est le résultat.

Elle sert principalement à alimenter les bains du grand établissement, où elle est reçue dans deux réservoirs particuliers ayant chacun une capacité de 30 mètres cubes.

Source des Célestins.

La fontaine qui porte ce nom est située à l'extrémité de l'ancien Vichy, sur la rive droite de

l'Allier. Avant 1844, cette source, qui était ren-
fermée dans un petit pavillon, ne donnait qu'une
très-faible quantité d'eau ; depuis cette époque,
des travaux exécutés avec soin en ont augmenté
les ressources. On y a construit, en même temps,
un pavillon commode, avec une salle de billard
pour l'agrément des buveurs. Un chemin facile,
pratiqué dans le roc, et l'autre longeant l'Allier,
placent aujourd'hui cette fontaine dans des conditions qui ne laissent rien à désirer.

L'eau de cette source est la plus chargée de
toutes en acide carbonique et en substances salines. Avant que l'analyse chimique eût fait connaître les proportions des principes constituants
minéralisateurs, on avait pour habitude d'y en-
voyer les malades chez lesquels les médecins crai-
gnaient d'irriter trop vivement le système nerveux,
comme aussi de trop augmenter la circulation du
sang. On ne dirigeait sur la source des Célestins
que les personnes qu'on ne devait ébranler que
bien doucement, afin de tempérer la lymphe,
d'enlever les petites obstructions et de préparer
les malades à l'administration des eaux chaudes,
considérées, à cette époque, comme les plus énergiques de Vichy.

Aujourd'hui, l'analyse chimique et l'expérience
ont démontré que, de toutes les sources, celle des

Célestins est la plus énergique, et que, bien loin d'y appeler les personnes faibles ou délicates, il faut, au contraire, les en éloigner avec le plus grand soin, de même que les personnes nerveuses, irritables, les femmes hystériques, vaporeuses ou trop sensibles.

Le docteur Desbrest avait parfaitement jugé l'énergie de cette source, en nous disant qu'elle convient plus particulièrement aux individus lymphatiques, à constitution humide, avec relâchement général des tissus, sur lesquels il est nécessaire d'agir avec force et vigueur, et dont les nerfs ont perdu une partie de leur sensibilité ; et son opinion relativement à l'action excitante de cette source est telle, que « si elle contenait, dit-il, « ainsi que les autres sources, de l'esprit sulfu- « reux volatil, et qu'elle fût thermale, elle ne se- « rait peut-être d'aucun usage, à cause des dan- « gers que courraient ceux qui voudraient la « prendre. » D'après cela, il pensait qu'il ne fallait avoir recours à cette fontaine que lorsque les autres étaient restées sans efficacité.

Aujourd'hui, la source des Célestins n'est guère fréquentée que par les malades qui sont atteints d'affections des reins, de la vessie, de la gravelle, de la pierre ou de la goutte. C'est elle qui favorise le plus la sécrétion urinaire. Son efficacité dans les trois premières maladies n'est aujourd'hui contestée par personne ; mais il n'en est pas de même à l'égard des deux dernières ; aussi j'ai pensé que, d'après l'importance de ces deux affections et les diverses opinions médicales qui ont été émises par des hommes aussi recommandables par leur savoir que par leur longue expérience des eaux, il était nécessaire d'examiner cette question ; ce que j'ai fait avec le plus grand soin, ainsi qu'on le verra, lorsqu'il sera question de la goutte et des calculs urinaires.

Source du puits artésien de M. Lardy.

Cette source, qui a 150 mètres de profondeur, est située dans l'enclos des Célestins, à quelques mètres au-dessus de la fontaine qui porte ce nom. Cette eau se fait remarquer, tout à la fois, par sa nature ferrugineuse, alcaline et gazeuse. L'analyse qui en a été faite par M. Henry, et que l'on voit au tableau général, fait connaître qu'elle renferme tous les éléments des sources naturelles alcalines.

L'expérience nous a prouvé que cette eau jouit en effet des mêmes propriétés, en y ajoutant celles du fer, substance qu'elle renferme en assez grande quantité, ainsi que le prouve d'ailleurs le dépôt abondant qu'elle laisse sur son trajet ; elle bleuit le papier de tournesol rougi par un acide, avec autant d'intensité que les autres sources. On reconnaît à l'odorat la présence bien manifeste de l'hydrogène sulfuré ; cette odeur est plus sensible à l'approche des orages ; elle n'est du reste jamais mieux marquée que lorsque l'atmosphère est chaude, humide et chargée d'électricité. On a constaté, mais ceci s'applique également à toutes les sources minérales de Vichy, qu'à l'approche des orages, pendant que l'atmosphère est violemment agitée, les eaux sont plus lourdes, plus pesantes et difficiles à digérer. Dans les temps d'orages, dit le baron Lucas, « il faut les boire « avec précaution, car elles sont d'une digestion « laborieuse ; elles causent un ballonnement du « ventre, incommode et tellement apparent, qu'on « les regarde comme précurseur d'un changement « qui doit s'opérer dans l'atmosphère. »

Ce fait, qui a été observé dans toutes les eaux gazeuses et dont on n'a pu se rendre jusqu'à présent un compte bien exact, trouve aujourd'hui son explication dans la diminution de l'air oxygéné et de l'acide carbonique contenus naturellement dans l'eau des sources.

Les expériences récentes de M. Doyère sur la véritable constitution de l'air atmosphérique viennent nous donner la clef de ce changement remarquable dans la digestibilité des eaux. En effet, comme il est prouvé que celles de Vichy renferment de quarante à cinquante fois leur volume d'air, plus oxygéné que celui de l'air atmosphérique, attendu que l'eau a pour l'oxygène une propriété dissolvante plus grande que pour l'azote ; qu'il résulte en outre, de ces mêmes recherches, que plus la pression atmosphérique est grande, plus aussi les proportions d'air dans l'eau sont considérables ; je pense donc, d'après ces faits, que si les sources de Vichy sont plus agitées à l'approche des orages, cela tient à ce que la pression atmosphérique étant plus faible, ainsi que le démontre le baromètre, une plus grande quantité d'air oxygéné et d'acide carbonique s'échappe dans cet intervalle, ce qui doit nécessairement les rendre plus lourdes et plus difficiles à digérer, par suite de la diminution ou des changements de rapport de l'oxygène et de l'azote de cet air lui-même, dont les propriétés particulières sont de réveiller fortement l'action vitale de nos organes ; modifications assez importantes pour les rendre, ainsi que le disait Lucas, d'une digestion laborieuse.

Les propriétés médicinales de cette source sont très-énergiques, toutes les constitutions ne peuvent pas les supporter; elle agite sensiblement le système nerveux, cause de l'insomnie et produit chez quelques malades, chez les femmes en particulier, les mêmes phénomènes cérébraux que le vin de Champagne. En général, le personnes qui les prennent en éprouvent des effets très-salutaires. La constitution des malades de l'hôpital qui en ont bu était généralement détériorée, avec mollesse et souvent infiltration des tissus, ou bien sous l'influence d'une cachexie paludéenne : c'est, sans aucun doute, à la réunion de l'alcali et du fer qu'elle renferme que nous devons attribuer les résultats favorables que ces malades en ont obtenus. Elle convient aussi aux personnes chlorotiques, scrofuleuses, ainsi que dans l'aménorrhée, ses principes ferrugineux augmentant la matière colorante et la richesse du sang.

Depuis 1849, M. Bru, pharmacien distingué de Vichy, par suite d'arrangements pris avec le propriétaire, a acquis le droit d'établir, avec les produits de cette fontaine, une fabrique de sels naturels de Vichy. A cet effet, une cloche de cristal a été placée au-dessus du jet de la source, afin de recueillir, à l'aide d'un tube recourbé placé à son extrémité, l'acide carbonique, et le conduire dans un kiosque voisin, où se forme le bicarbonate de soude. Cet appareil ne nuit pas à la source, attendu que cette cloche ainsi disposée, en retenant les éléments gazeux, conserve à l'eau toute la richesse des éléments qui la minéralisent.

Propriétés médicinales des sources en général.

D'après l'analyse chimique que nous avons vue, il nous sera facile de nous rendre compte des vertus médicinales que possèdent les sources en général, en passant en revue les propriétés chimiques, physiologiques et médicinales des substances qui entrent dans leur composition. Nous dirons, à cet égard, en commençant par l'acide carbonique, que cet acide, agissant, dans son état de liberté, sur la peau, la membrane muqueuse gastro-intestinale, ou vésicale, détermine une excitation vive, locale, analogue à celle qui est produite par tous les acides, ainsi qu'on le remarque sur les poumons, les yeux ou le nez, quand il revient de l'estomac par éructation. Si l'on plonge une partie du corps dans une atmosphère qui renferme une certaine quantité de ce gaz, on éprouve également des picotements, avec chaleur formicante à la peau; si on le respire en trop grande abondance, il agit alors sur l'appareil cérébro-spinal; de là l'engourdissement, la stupeur et la mort des personnes qui s'asphyxient par la vapeur du charbon.

Cet acide, en dissolution dans l'eau, comme
il l'est dans les eaux de Vichy, introduit dans
nos organes, favorise, dans cet état, toutes les
sécrétions; il réagit sur le cerveau et détermine
un sentiment d'ivresse; il rend les jambes lourdes et la circulation moins active; mais il faut
pour cela que la dose soit assez forte, ou bien que
la personne soit très-sensible à son action physiologique.

Quant à son effet thérapeutique, c'est-à-dire
employé comme remède, sa vertu est de nature
rafraîchissante; on l'administre avec succès dans
toutes les maladies inflammatoires, aiguës ou
chroniques. Tout le monde connaît d'ailleurs
l'effet favorable de ce gaz sur l'estomac, à la suite
d'une alimentation trop copieuse : il diminue la
phlogose ou la chaleur qui est la suite de la plénitude de ce viscère. Cet acide, dont les eaux de
Vichy renferment une si grande proportion, prend
une part notable dans le résultat de la cure, ce
qui fait qu'elles sont moins puissantes et se digèrent plus difficilement, prises loin de leurs
sources.

Le bicarbonate de soude donne aux eaux de
Vichy la propriété de modifier les fluides sécré

tés en les alcalisant, d'augmenter les sécrétions, de diminuer l'épaississement ou la plasticité du sang et de nos humeurs; de se combiner avec l'albumine, le mucus, la matière biliaire, et déterminer leur solubilité; de corriger, comme agent modificateur, les vices, acidité ou âcreté du sang; de dissoudre les engorgements ou obstructions; et, par sa propriété élective, d'agir sur les organes renfermés dans le ventre. Il est à remarquer, en outre, que le bicarbonate, comme tous les sels à base de soude, absorbé et mis en contact avec nos tissus, exerce son action spéciale sur l'appareil digestif. Ce sel existe dans les sources de Vichy en proportion si considérable, qu'il est impossible de ne pas lui attribuer la plus grande part dans la vertu des eaux. Ce sont les seules qui, en Europe, en contiennent 5 grammes par litre, car celles d'Ems, qu'on fait rivaliser en Allemagne avec celles de Vichy, n'en renferment pas la moitié; le bicarbonate de soude arrive dans nos humeurs à l'état de carbonate, et ce qui porterait à le croire, c'est que M. O. Henry l'a retrouvé dans les urines sous cet état.

L'hydrochlorate de soude agit aussi en favorisant les digestions; sa présence, sous ce rapport, est non-seulement nécessaire à l'homme, mais encore à tous les animaux, ainsi que les expériences de M. Boussingault l'ont démontré depuis longtemps.

Le sulfate de soude jouit, comme chacun sait, de propriétés purgatives et diurétiques. Comme tous les sels à base de soude, il n'augmente jamais la chaleur animale, ni n'accélère la circulation du sang.

Quant au brôme et à l'iode, ces deux corps donnés à petite dose, ainsi qu'on les trouve dans les sources de Vichy, exercent une action stimulante sur le système muqueux, et fondante sur le système ganglionnaire. Les effets qu'ils produisent à doses élevées sont quelquefois si énergiques qu'ils déterminent souvent l'atrophie des organes sur lesquels on les applique.

L'iode modifie aussi nos humeurs viciées. C'est précisément dans un état de combinaison alcaline, et tel qu'il existe dans les eaux de Vichy, que, d'après les expériences de M. Dorvault, cette substance fluidifie nos humeurs, le sang, la lymphe, le lait, ainsi que l'albumine et la fibrine. Il provoque également la sécrétion et l'exhalation générales. C'est le sédatif des douleurs osseuses, et le fondant, par excellence, des engorgements glandulaires. M. Gendrin se loue beaucoup de l'emploi de l'iode dans le traitement de la goutte, soit aiguë, soit chronique; car ce célèbre médecin

it avoir vu disparaître en quelques jours les plus
ives attaques et diminuer les nodosités.

L'arsenic, donné également à petites doses, a
té préconisé par mon collègue Boudin comme
n excellent antipériodique dans les névralgies et
es fièvres d'accès, et par Fowler comme un moyen
uissant de guérison des maladies de la peau, du
humatisme, de la syphilis, des exanthèmes et des
ffections cancéreuses.

Le fer qu'on y remarque modifie la composi-
ion du sang dont il augmente la matière colo-
ante et la plasticité; il favorise aussi les forces
hysiques dans les convalescences des maladies
vec débilité ou inertie des organes, de même que
ans l'anémie et la chlorose par suite de pertes
e sang trop abondantes.

Nous passerons sous silence les autres sub-
tances que renferment les eaux de Vichy, les
ropriétés qu'elles possèdent nous étant peu con-
ues. Peut-être leur doivent-elles, ainsi qu'aux
utres principes que la chimie n'a pu encore dé-
ouvrir, une partie de leurs propriétés médici-
ales. Toutefois, il est à remarquer que les médi-
aments associés par la nature, tels qu'on les
rouve dans les eaux minérales, voient souvent
eurs effets se décupler ; c'est ainsi qu'il faut, par
xemple, de 30 à 40 grammes de sulfate de ma-

gnésie pour obtenir un effet purgatif lorsqu'il est isolé, tandis que 10 à 15 grammes de ce sel, contenu naturellement dans l'eau de Pulna, par exemple, suffisent complétement pour arriver à ce résultat.

Si, après avoir tracé, ainsi que nous venons de le faire, les principaux caractères des éléments constitutifs des eaux de Vichy, nous ouvrons les livres des auteurs qui ont écrit sur ces eaux, nous trouvons qu'il n'est pas de maladies ni d'infirmités dont elles ne puissent opérer la guérison. Cette opinion d'une vertu curative sans bornes n'est pas plus exacte, disons-le tout d'abord, que celle de leurs propriétés purgatives ; car, dit Chomel, les eaux de nos fontaines sont apéritives, désopilatives et *purgatives*, les unes plus, les autres moins. Cette action est si peu certaine qu'elles produisent ordinairement un effet tout contraire ; surtout si, comme le recommande Fouet, on a le soin de ne les prendre qu'à très-petites doses. De cette manière aussi elles agissent avec plus de fruit ; car si elles purgent, dit également ce médecin, cela ne peut être dû qu'à leur propre poids, c'est-à-dire que le malade en aura pris une trop grande quantité à la fois. Après ce dérangement, il n'est pas rare de voir une constipation opiniâtre s'établir, et la personne être obligée de recourir aux lavements ou aux sels purgatifs.

Leur action sur l'estomac, les reins et la vessie, ainsi que sur les autres organes renfermés dans le ventre, est des plus énergiques et des plus constantes.

Les fonctions digestives sont considérablement augmentées ; mais s'il arrive parfois que l'eau soit vomie, ou que le malade éprouve seulement du malaise du côté de l'estomac, ces symptômes gastriques, quand la dose est modérée, et que le malade suit un régime convenable, ne sont ordinairement que passagers ; mais si, malgré ces conditions, ces symptômes persistaient, ce serait un indice que l'estomac est très-irrité ou très-susceptible ; dans ces cas, il est permis de supposer aussi que la tolérance n'est pas encore établie.

Cette tolérance, de la part de l'estomac et des intestins, sans laquelle le traitement est impossible, a lieu, presque toujours, dès le début quand on a eu soin d'augmenter insensiblement la dose, ou de mitiger l'eau minérale avec l'eau douce, ce qui est souvent nécessaire à Vichy, à cause de la richesse de ses éléments constitutifs. Mais il est à remarquer que les malades prennent sans répugnance des quantités d'eau minérale qu'ils ne pourraient jamais avaler si c'était de l'eau ordinaire.

Voici maintenant l'effet salutaire qu'on remarque lorsqu'on prend ces eaux à doses modérées et que l'emploi en est bien indiqué : l'estomac est légèrement excité ; au bout de peu de jours l'appétit se réveille, la digestion est plus facile, plus régulière, plus prompte ; toutes les fonctions s'exécutent avec plus de facilité, et le malade éprouve un sentiment de bien-être et d'agilité qu'il ne ressentait pas auparavant ; les aigreurs d'estomac disparaissent, la bile devient plus fluide, son écoulement plus facile ; l'assimilation des substances réparatrices ou alimentaires est plus complète, les selles par conséquent sont plus rares et plus consistantes ; la nutrition se fait mieux ; les chairs prennent plus d'embonpoint et de fermeté, le teint devient plus frais, plus coloré ; le malade est plus dispos et tout annonce bientôt en lui que l'organisme a reçu un grand bienfait, qu'elles ont rendu aux organes la force fonctionnelle ou reconstitutive dont ils étaient privés, et calmé leur état de souffrance par un effet sédatif général.

Prises à des doses plus fortes, elles occasionnent quelquefois un sentiment de pesanteur et de chaleur à l'estomac, et même des vomissements ;

le pouls devient plus fort, plus fréquent ; la fièvre souvent se déclare chez les personnes douées d'un tempérament très-irritable ; les selles deviennent plus nombreuses. Elles purgent alors par leur propre poids, comme disait Fouet, c'est-à-dire qu'elles ne sont pas tolérées à cette dose ; dans ce cas on voit survenir la soif, la perte de l'appétit et la difficulté de digérer. La quantité, d'ailleurs, est toujours relative ; car celle qui est forte pour l'un sera peut-être trop faible pour l'autre ; elle doit se régler sur le tempérament et l'état maladif de la personne.

Cette appréciation, dans tous les cas, est du ressort du médecin-traitant. Elle doit être établie non pas d'une manière invariable, mais assez générale cependant pour constituer une méthode de traitement, comme il en existe d'ailleurs pour toutes les grandes médications, afin d'arriver aussi salutairement que possible et sans accident au rétablissement du malade. Ces principes qui n'existaient pas à Vichy, j'ai dû les établir en prenant pour point de départ et pour base l'effet physiologique des eaux sur nos humeurs, comme la marche la plus rationnelle et la plus sûre pour arriver au résultat désiré. C'est pourquoi j'engage une partie des malades, ceux qui sont atteints, par exemple, d'engorgement des viscères abdominaux, de goutte, de gravelle, de diabète, de cachexie paludéenne ou de toute autre maladie *constitutionnelle*, à porter jusqu'à l'alcalinité les humeurs acides du corps, l'urine en particulier, comme moyen thermométrique de m'assurer par là que l'état humoral, organique et morbide de l'économie a été changé pendant une période déterminée, laquelle doit constituer la cure, et d'avoir ainsi la raison positive d'espérer, par cette modification momentanée des humeurs, un changement favorable dans la position mauvaise et vicieuse dans laquelle le malade se trouvait placé et qui le minait de toutes parts. Si cette manière de faire n'est pas rationnelle, aux yeux de quelques gens intéressés à faire croire le contraire, je dois dire, du moins, que mes expériences sur des personnes bien portantes prouvent qu'elle n'a jamais fait du mal, et que mes observations sur les malades démontrent qu'elle leur a fait, au contraire, le plus grand bien.

D'après cette méthode d'appréciation, il est évident que le médecin et le malade auront la conviction que le remède aura pénétré jusqu'à l'organe malade, quand cet organe surtout ne peut être mis en rapport direct avec l'eau, comme cela a lieu pour l'estomac et la peau ; dans ces derniers cas, on conçoit qu'il est moins important d'arriver jusqu'à l'alcalinité des humeurs ; on

peut même s'en dispenser complétement, sans
nuire pour cela au résultat favorable de la cure.

Cette prédominance alcaline dans nos humeurs
me paraît indispensable à la réalisation d'un bon
et sérieux traitement, toutes les fois, du moins,
que la tolérance le permet : agir autrement, c'est,
selon moi, agir en aveugle, sans boussole, je dirai plus, d'une manière coupable. Le moyen d'ailleurs de s'assurer de la quantité d'eau convenable
à chaque malade est des plus faciles ; on le trouvera indiqué au chapitre qui traite de l'eau prise
en boisson.

A l'extérieur, les eaux alcalines de Vichy produisent sur la peau une excitation suivie de rou-
geur. Cet effet n'a lieu ordinairement que lorsqu'on prend des bains avec l'eau minérale pure;
ces rougeurs sont suivies de vives démangeaisons
et de picotements ; le sommeil est agité, souvent
avec un peu de fièvre. Il est prudent, dans ce cas,
de suspendre les bains, ou mieux d'y ajouter un
tiers ou moitié d'eau douce en commençant. Toutes les constitutions n'éprouvent pas le même effet, car il est des personnes qui peuvent prendre
un grand nombre de bains d'eau pure, sans en
être incommodées. Toutefois l'effet le plus remarquable des eaux, sous cette forme, indépendamment de son absorption, c'est de favoriser consi-

dérablement la perspiration cutanée et de donner à cet organe de la douceur et de l'onctuosité, en dissolvant la matière écailleuse épidermique qui le recouvre.

Par leur absorption, soit en bain, soit en boisson, elles déterminent au bout de quelques minutes, d'autres fois au bout de quelques heures, l'alcalinité des urines, lesquelles deviennent en même temps plus abondantes, claires, limpides, et le dépôt sédimenteux rouge qu'on voyait sur les parois du vase cesse en même temps de se manifester.

La sueur devient alcaline, elle augmente ainsi que la salive ; la circulation, la respiration sont plus libres ; les plaies, les dartres vives s'irritent, s'enflamment à leur contact, et les douleurs que les malades en éprouvent les obligent souvent à en discontinuer l'usage.

L'action chimique de l'eau est plus sensible, du moins en apparence, sur nos humeurs que sur nos solides ; mais puisque les sécrétions sont modifiées, il faut bien admettre aussi que les organes sécréteurs, ou autres, le sont également.

Elles favorisent le flux menstruel, calment les douleurs qui le précèdent ou l'accompagnent, et excitent toutes les sécrétions.

Elles passent pour être peu favorables ou contraires aux affections pulmonaires : je dois dire à cet égard que parmi les nombreux malades que j'ai observés, je n'en ai vu qu'un seul atteint de bronchite chronique, qui ait éprouvé une augmentation dans les symptômes de la maladie ; les autres n'en ont éprouvé aucun effet fâcheux.

Les forces musculaires se trouvent bien plus affaiblies par suite de l'usage des bains alcalins, malgré l'opinion de M. Petit, que par les bains d'eau douce. Des exemples nombreux sont venus confirmer mon opinion à cet égard, car j'ai vu les mêmes faiblesses se produire chez des malades qui n'avaient fait usage des eaux qu'en boisson et en douches. Cet effet est dû, sans aucun doute, à l'action hyposthénisante des eaux. Ceci, dans tous les cas, n'a rien qui puisse nous surprendre, puisque leur propriété dominante est de ramollir la fibrine et l'albumine qui constituent la trame de nos organes, et de rendre par conséquent les tissus plus mous et plus perméables.

Le système nerveux, sous l'influence des eaux de Vichy, est vivement excité ; la tête, chez quelques malades, devient lourde et pesante avec propension au sommeil ; d'autres fois, c'est une espèce d'ivresse que les malades éprouvent : les femmes, surtout, sont plus influencées sous ce rapport que les hommes. Quelques-unes comparent cette excitation à l'effet que produit le vin de Champagne sur le cerveau, ce qui doit être attribué à la présence de l'acide carbonique, très-abondant dans les eaux de Vichy, prises à la source.

L'appareil génital est modifié chez les femmes par l'exhalation plus considérable et plus précoce de la menstruation. C'est probablement aussi à l'excitation exercée tant sur les organes génito-urinaires que sur les nerfs de ces parties, qu'est due l'opinion généralement répandue, et quelquefois, dit-on, motivée, de favoriser la conception.

Si nous n'avions à craindre de diminuer la puissance des eaux de Vichy en voulant leur donner plus de valeur qu'elles n'en ont, nous pourrions ajouter encore à la liste de leurs vertus, déjà suffisamment nombreuses, celle que les anciens leur attribuaient. Malgré cette crainte, nous ne pouvons nous dispenser d'en donner ici un léger aperçu. Chomel, dans son ouvrage publié en 1734, nous dit : « Les sources de Vichy ont des « propriétés si naturelles qu'elles commencent à « agir en arrivant dans la bouche ; elles fortifient « les gencives, lavent la langue et le palais, et dé- « gagent par là les organes du goût. Elles don- « nent issue au suc salivaire, elles guérissent la

« paralysie de la langue, elles débouchent l'ori-
« fice de l'estomac, réveillent l'appétit ; elles
« agissent sur l'estomac par leur alcali fixe et vo-
« latil, qui déterge, divise et emporte les humeurs
« crasses et épaisses qui enduisent les parties, en
« détruisant et se chargeant de l'acide étranger
« qui les a fixées. Cet acide étranger abandonne
« ces voies, et de cette manière les humeurs se
« précipitent et sont entraînées hors de l'estomac.
« Elles favorisent aussi les autres parties natu-
« relles ; elles guérissent les coliques venteuses,
« néphrétiques et bilieuses ; pour les coliques né-
« phrétiques toutes nos eaux d'ailleurs sont im-
« manquables. Elles guérissent l'asthme, elles
« répandent une rosée bienfaisante, particulière-
« ment sur les poumons. Je ne parle pas, dit Cho-
« mel, des pulmoniques avérés, chez qui l'ulcère
« est formé. Elles sont bonnes pour les hydropisies
« naissantes de poitrine ; elles arrêtent les cra-
« chements de sang, ainsi que les autres hémor-
« rhagies et les mois des femmes. Elles ne gué-
« rissent pas la phthisie, mais elles en préservent ;
« elles guérissent aussi les migraines, l'odorat
« dépravé ; elles calment les coliques hépathi-
« ques ; elles soulagent toujours les personnes
« atteintes de péritonite chronique, d'aménor-
« rhée, de chlorose, d'hystérie et de leucorrhée.

« Elles sont nuisibles évidemment aux maladies
« de l'encéphale, aux personnes menacées d'apo-
« plexie ou de maladie organique du cœur. »

Je dois ici, pour corroborer la direction que j'ai
donnée au traitement des malades par les eaux de
Vichy, rapporter l'opinion suivant laquelle l'Académie de médecine entend qu'on étudie l'action
médicale des eaux minérales.

« Pour se livrer à des études sérieuses sur les
« propriétés médicinales des eaux minérales, a dit
« l'Académie de médecine, il faut mettre à profit
« tous les moyens d'investigation que possèdent
« maintenant les sciences physiques et physiolo-
« giques ; c'est en étudiant par l'analyse *chi-*
« *mique* les modifications qu'éprouvent les sécré-
« tions, sous l'influence des eaux employées, qu'on
« peut arriver à des résultats qui pourront réel-
« lement devenir utiles à l'enseignement et à la
« pratique de la médecine, car il y a beaucoup de
« choses inconnues encore dans l'action des eaux
« minérales » (séance du 22 avril 1850).

C'est précisément dans ce sens que j'avais dirigé mes recherches dès les premières années de
mon arrivée à Vichy, ainsi qu'on peut le voir,
d'ailleurs, par les résumés des observations nombreuses qui m'ont servi à les établir, et que je
vais relater ici.

TABLEAU comparatif de l'action de l'eau minérale pure et de l'eau ordinaire sur la circulation, administrée sous la forme de bains de piscine, après un séjour d'une heure et demie ; la température du bain étant, en entrant, de 34° centigr., et de 30° en sortant.

Nos DES LITS.	NOMBRE DE PULSATIONS PAR MINUTE.						OBSERVATIONS.
	Le matin au lit, avant de partir pour le bain.	En arrivant au bain.	En sortant du bain.	Au lit, une heure après.	Au lit, deux heures après.	Au lit, trois heures après.	
							Eau minérale.
1	68	96	80	88	100	100	En sortant du bain. { Pulsations en plus. 7
2	70	68	60	64	68	68	id. en moins. 4
4	68	80	70	64	68	68	id. égales.... 2
12	72	68	64	68	64	64	Une heure après. { Pulsations en plus. 5
13	68	80	80	80	78	72	id. en moins. 6
14	72	72	64	64	68	68	id. égales.... 2
15	72	80	80	56	58	56	Deux heures après. { Pulsations en plus. 6
18	60	80	64	72	68	68	id. en moins. 6
51	54	104	84	80	72	76	id. égales.... 1
54	86	80	84	64	52	56	Trois heures après. { Pulsations en plus. 6
55	64	72	64	64	68	68	id. en moins. 2
B.	68	84	56	68	67	76	id. égales.... 2
D.	64	84	80	76	68	72	

EAU ORDINAIRE.

Nos DES LITS.							
							Eau ordinaire.
1	68	80	84	84	85	84	En sortant du bain. { Pulsations en plus. 7
2	72	72	60	60	60	60	id. en moins. 5
4	68	72	72	68	60	64	id. égales.... 1
12	72	72	68	72	60	60	Une heure après. { Pulsations en plus. 6
13	68	76	72	72	72	72	id. en moins. 5
14	72	80	60	64	68	68	id. égales.... 2
15	72	80	84	68	68	64	Deux heures après. { Pulsations en plus. 5
18	68	76	64	72	64	68	id. en moins. 7
51	80	88	80	76	80	76	id. égales.... 1
54	56	76	58	52	52	52	Trois heures après. { Pulsations en plus. 4
55	64	68	72	72	68	64	id. en moins. 7
B.	67	68	72	68	68	68	id. égales.... 2
D.	67	68	64	68	72	72	

Il résulte, du tableau qui précède, que **26 ma**lades ont été soumis aux diverses expériences relatives à l'action de l'eau minérale, prise en bains sur la circulation du sang, ce qui fait en tout 9(épreuves. Sur ce nombre :

50 fois la circulation du pouls a été plus élevée que dans l'état normal, plusieurs heures après le bain ;

30 fois elle a été au-dessous ;

Et 9 fois dans un état complet d'égalité.

Sur 30 épreuves faites sous l'influence de l'eau minérale refroidie :

20 fois la circulation du pouls a été plus élevée, plusieurs heures après le bain, que dans l'état normal ;

8 fois elle a été au-dessous ;

Et 2 fois dans un état complet d'égalité.

Ces expériences ont été entreprises dans le but de connaître l'action de l'eau minérale sur la circulation du sang, action qui, d'après l'opinion qui m'avait été communiquée par plusieurs de mes confrères, devait produire une diminution très-considérable dans les battements du pouls. L'expérience a prouvé qu'il n'en était pas tout à fait ainsi, même après des bains de trois et quatre heures de durée.

Nous devons cependant ajouter que, bien que

la circulation du sang soit augmentée par suite de l'excitation que l'eau alcaline détermine sur la peau, excitation qui dure encore chez certains malades vingt-quatre heures après, cela n'empêche pas l'action dynamique hyposthénisante de s'exercer sur le système musculaire, ainsi que le remarquent en général les malades, après quelques jours de traitement. J'aurais désiré pouvoir indiquer ici, comme j'en avais l'intention, la quantité d'eau minérale absorbée dans un bain pendant un temps donné; mais j'ai reconnu qu'une appréciation de ce genre, pour être exacte, était très-difficile, car il aurait fallu connaître d'avance la perte que faisaient éprouver, dans ce même espace de temps, et à toutes les époques de la journée, les facultés exhalantes de la personne soumise à l'expérience, ce qui est de la plus grande difficulté. J'ai pu remarquer seulement que le poids des personnes augmentait généralement après un bain d'une heure. Les expériences de Séguin nous ont appris d'ailleurs que le corps perdait infiniment moins dans l'eau qu'à l'air libre.

Pour bien connaître les effets physiologiques d'un médicament, il faut les observer sur un sujet jouissant d'une parfaite santé, dont l'équilibre des organes et des fonctions ne laisse rien à désirer. C'est pourquoi j'ai cru nécessaire de soumettre à cette épreuve plusieurs personnes bien portantes, qui ont bien voulu, à cet effet, me prêter leur concours; mais comme il serait trop long de rapporter toutes les observations qui s'y rattachent, j'ai pensé qu'il me suffirait d'inscrire ici les conclusions que j'ai pu en tirer.

Conclusions concernant les nombreuses expériences que j'ai faites pour connaître l'action physiologique qu'exercent sur l'homme sain les eaux minérales de Vichy, prises à haute dose, en boisson seulement.

Il résulte d'un grand nombre d'observations :

1° Que dans l'état de santé, les eaux alcalines de Vichy, prises à haute dose, en boisson seulement, pendant une période de vingt à trente jours, n'exercent pas de modification très-remarquable sur la circulation du sang; cependant, si un changement a lieu, c'est plutôt dans le sens de la diminution que dans celui de l'augmentation des battements du pouls; qu'elles rendent la respiration pulmonaire plus facile et les mouvements musculaires plus libres.

2° Que les phénomènes qui, parfois, se manifestent du côté du cerveau, se traduisent géné-

ralement par de la lourdeur de tête avec propension au sommeil, et quelquefois aussi avec un
léger sentiment d'ivresse ;

3° Que ces eaux font naître rapidement le
besoin de manger et favorisent d'une manière
tout aussi sensible les forces digestives de l'estomac ;

4° Que leur action sur les dernières portions
du tube digestif se caractérise plutôt par la constipation que par la diarrhée. Néanmoins, il
arrive quelquefois que dans le cours du traitement les selles augmentent ; mais ce trouble ne
tarde pas à cesser si l'on diminue momentanément
la quantité d'eau ; pendant ce temps, la tolérance
s'établit, et il n'est pas rare de voir ensuite ces
mêmes malades supporter sans aucun accident
des doses d'eau plus considérables qu'auparavant ;

5° Que les urines, dont l'alcalinité se manifeste généralement une demi-heure après avoir
bu les eaux, de même qu'en les prenant en bains,
sont ensuite rendues claires, limpides et sans
sédiment briqueté, avec un demi-litre et souvent
avec un litre en moins que dans l'état normal,
en tenant compte toutefois de l'eau minérale bue
et de la quantité d'urine rendue journellement
par la personne ;

6° Qu'il se manifeste dès les premiers jours

une excitation sur les organes de la génération, qui diminue plus tard ;

7° Que la transpiration n'est pas sensiblement augmentée ; mais les forces physiques sont, vers le trentième jour, souvent diminuées ;

8° Que si les organes à l'état de santé renfermés dans l'abdomen ne paraissent pas très-affectés pendant cette période de trente jours, période qui constitue la durée ordinaire d'une saison à Vichy, il n'en est pas de même lorsqu'ils se trouvent, au moment du traitement, sous l'influence d'un état phlegmasique plus ou moins récent ; car on voit alors les organes malades manifester bientôt des signes certains d'un retour vers l'état aigu, et cette exaspération du mal être suivie d'un trouble dans les fonctions, principalement dans les sécrétions de l'appareil digestif ;

9° Qu'il résulte, en dernière analyse, des faits qui précèdent, que ce n'est qu'avec modération qu'on doit faire usage des eaux minérales de Vichy, toutes les fois qu'au moment de commencer le traitement on se trouve sous l'influence d'une irritation plus ou moins aiguë d'un des organes de la digestion.

Conclusions concernant les nombreuses observations que j'ai recueillies pour connaître l'action de l'eau minérale de Vichy sur l'organisme, lorsqu'elle est administrée à haute dose, en bains et en boisson.

Ces conclusions sont :

1° Qu'elle dérange généralement les fonctions des organes malades renfermés dans l'abdomen, et, en particulier, ceux qui sont relatifs à l'appareil digestif, en augmentant ordinairement leurs sécrétions, et que les suites de ce dérangement peuvent occasionner des phénomènes inflammatoires plus ou moins graves.

2° Qu'il se produit ordinairement, au bout de vingt, trente ou quarante jours de traitement, suivant le degré de la maladie ou la constitution du malade, un sentiment de malaise, de dégoût ou de lassitude dans les membres, qui indique que les eaux ne sont plus digérées et qu'il est temps d'en diminuer la dose ou de suspendre le traitement.

3° Qu'elle provoque souvent, mais plus souvent encore chez les personnes nerveuses, un état d'agitation qui peut aller jusqu'à déterminer des contractions des fibres musculaires.

4° Qu'elle favorise la transpiration cutanée lorsqu'elle est prise en bains, à cause de la propriété qu'elle a d'exciter la peau. Cette excitation, chez quelques personnes, se manifeste par une démangeaison, ou bien par une éruption de petits boutons sous forme exanthémateuse ; il est constant que les plaies ou les parties enflammées de la peau s'exaspèrent vivement par leur immersion dans ce liquide.

5° Qu'il arrive très-souvent qu'après avoir fait usage pendant quelques jours des eaux de Vichy, l'estomac ou les intestins, les reins ou la vessie manifestent, ensemble ou séparément, des signes d'irritation qui disparaissent après un ou deux jours de repos, ou bien encore par la diminution d'une certaine quantité d'eau.

6° Que l'action sensible des eaux avec irritation se traduit : 1.° sur l'estomac, par un sentiment de pesanteur, de ballonnement ou de brûlure, sans soif ; 2° sur les intestins, par des coliques, des borborygmes ou de la diarrhée ; 3° sur les reins, par une sorte de pesanteur et de chaleur avec picotements ; 4° sur la vessie, par un poids et un malaise dans la région hypogastrique, avec fréquents besoins d'uriner ; d'autres fois avec difficulté ou impossibilité d'accomplir cette fonction ; 5° sur le foie ou la rate hypertrophiés, par un sentiment de fourmillement et de chaleur, phénomènes qui indiquent, d'après un grand nombre d'observations, qu'il s'opère alors un travail de fonte ou de résolution dans la substance propre de l'organe ;

7° Qu'il est généralement utile de faire cesser tout traitement après quarante jours rigoureusement employés, ou même avant, si l'état de lassitude ou d'hyposthénisation musculaire vint à se manifester plus tôt. Dans tous les cas, quelques jours de repos paraissent nécessaires aux malades, après le vingtième jour du traitement.

8° Qu'il est impossible de faire usage avec succès, comme aussi sans danger, des eaux minérales de Vichy à haute dose, et d'introduire en même temps dans l'estomac une grande quantité d'aliments.

Il est utile d'ajouter ici, pour compléter l'étude des phénomènes physiologiques des sources de Vichy, que sur trente malades qui ont été interrogés pendant la durée de leur traitement, quinze environ m'ont déclaré qu'aux approches des orages et pendant leur durée, phénomènes qui d'ailleurs ont été observés dans tous les temps, ils avaient éprouvé des dérangements dans leur manière d'être, qu'ils ne pouvaient attribuer qu'à un changement qui avait dû s'opérer dans l'atmosphère ; et que ces dérangements se manifestaient, chez quelques-uns, par un ballonnement dans l'estomac avec inappétence, ou bien par des coliques accompagnées de borborygmes et de diarrhée ; tandis que chez d'autres ces troubles étaient caractérisés par des étouffements plus ou moins considérables, avec chaleur dans la poitrine et le dos, ainsi que par un anéantissement complet des forces physiques.

Tels sont, dans leur ensemble, les principaux phénomènes qui caractérisent l'action physiologiques des eaux de Vichy, prises à haute dose. Il est nécessaire de faire remarquer, en outre, que toutes ces influences, apparentes avec des doses très-élevées, sont à peine sensibles lorsque les malades ne les prennent qu'à des doses modérées ; elles peuvent alors être administrées longtemps et sans danger, ce qui est très-avantageux quand il s'agit d'obtenir, par exemple, la dissolution de graviers, ou de modifier une constitution vicieuse, comme celle des goutteux.

Il est à noter, en même temps, que tous les mouvements fébriles, tels que la diarrhée, une indigestion, la fatigue, un trouble moral quelconque, etc., qui s'opèrent en nous, modifient les propriétés chimiques de nos humeurs, celles de l'urine en particulier, en les faisant passer avec la plus grande promptitude de l'état alcalin à l'état acide ; c'est ce que nous avons observé chez tous nos malades qui, dans leur état de saturation

alcaline par les eaux de Vichy, venaient à éprouver quelques dérangements physiques ou préoccupations morales. Ce changement se produit
avec une facilité telle, que le simple mouvement
fébrile qui précède ordinairement la digestion stomacale suffit pour l'opérer.

Ces retours à l'acidité peuvent interrompre,
chez certains malades, le bienfait de la cure; c'est
pourquoi les anciens médecins recommandaient
aux personnes de n'arriver à Vichy qu'avec l'esprit
tranquille et le corps sans souffrances. La chimie
aujourd'hui rend parfaitement compte, par les
remarques qui précèdent, de l'utilité de ces recommandations, qu'une longue pratique et les
mauvais résultats obtenus en pareil cas leur
avaient appris à connaître.

Toutes ces sages indications se trouvent d'ailleurs entièrement confirmées aujourd'hui par les
observations qui constatent que l'alcalinité naturelle du sang diminue chez les personnes qui souf-
rent et dont le rétablissement ne peut s'opérer
qu'en ramenant cette humeur à son état normal.

Expériences ayant pour but de constater l'action chimique des eaux sur divers tissus animaux.

Dans les expériences comparatives que j'ai faites avec l'eau minérale de la source des Célestins et l'eau ordinaire, sur divers tissus appartenant à un bœuf, chaque portion soumise à l'expérience pesait 200 grammes ; l'immersion dans des vases contenant un litre d'eau a duré un mois et demi, et l'eau de chaque côté a été renouvelée trois fois dans cet espace de temps.

EAU MINÉRALE.	EAU ORDINAIRE.
TISSU GRAISSEUX.	**TISSU GRAISSEUX.**
N'a rien perdu de son poids ; il est devenu presque friable, s'est saponifié et transformé pour ainsi dire en stéarine.	N'a rien perdu de son poids ; il a conservé son aspect et pris une consistance spongieuse très-élastique.
MEMBRANES DE L'ESTOMAC.	**MEMBRANES DE L'ESTOMAC.**
La membrane muqueuse est comme de la bouillie. Sécheresse et friabilité pour ainsi dire des couches subjacentes.	Ramollissement léger de la membrane muqueuse ; couches subjacentes spongieuses.
POUMONS.	**POUMONS.**
Réduits en putrilage.	Réduits en putrilage.
FOIE.	**FOIE.**
Il ne reste plus au fond du vase que quelques grammes d'une substance réduite en bouillie grise, très-molle.	Il a perdu 95 grammes de son poids ; sa consistance et sa couleur n'ont éprouvé aucun changement sensible.

EAU MINÉRALE.	EAU ORDINAIRE.
RATE.	**RATE.**
Même résultat que pour le foie.	Transformée en une substance très-molle, sans changement de forme.
TISSU MUSCULAIRE.	TISSU MUSCULAIRE.
Il a perdu 100 grammes de son poids; sa couleur rouge est devenue pâle et sa consistance très-molle. Les portions graisseuses qui s'y trouvaient mêlées se sont saponifiées.	Il a perdu 45 grammes de son poids; sa consistance et sa couleur sont restées les mêmes, ainsi que les portions graisseuses qui s'y trouvaient mêlées.
CAILLOT DE SANG (100 grammes).	CAILLOT DE SANG (100 grammes).
Dans cette expérience, l'eau alcaline a été renouvelée tous les jours pendant 15 jours. Ce caillot a perdu 20 gramm. de son poids; il s'est ramolli après avoir pris une teinte brune foncée, presque noire, sans pellicule fibrineuse autour du caillot.	Dans cette expérience, l'eau ordinaire a été renouvelée tous les jours pendant 15 jours. Il a perdu 60 grammes de son poids; il s'est rapetissé; sa consistance est devenue plus ferme; il était entouré d'une pellicule blanchâtre fibrineuse assez épaisse.

Je dois ajouter que l'effet des eaux est, à circonstances égales, plus prononcé sur les parties mortes que sur les vivantes, à cause de la résistance vitale; et faire remarquer qu'elles n'opèrent pas seulement comme agirait un neutralisant chimique, mais bien comme un agent modificateur des tissus organiques.

Considérations générales sur le mode d'action des eaux de Vichy.

Après avoir examiné, comme nous venons de le faire, les questions physiques, physiologiques et vitales des eaux de Vichy, il est utile, je pense, de rechercher maintenant par quel mode d'action s'opèrent tous ces phénomènes, dont les résultats se traduisent généralement par la guérison des maladies, c'est-à-dire par le rétablissement du rhythme normal des fonctions organiques.

Les eaux de Vichy, comme toutes les eaux minérales, étant un médicament complexe dans ses éléments curatifs, des explications dans ce sens seront toujours difficiles à démontrer ; néanmoins, voici comment il est permis d'envisager cette question, par rapport aux eaux de Vichy en particulier : ce médicament, introduit dans le sang et mis en contact avec nos tissus, doit nécessairement agir sur eux, comme sur les sécrétions dont ils sont les agents, non pas seulement par des changements chimiques dans les solides et les liquides ; loin de moi de vouloir assimiler le corps de l'homme à un simple laboratoire de chimie ! mais bien par une action organique et vitale.

C'est pourquoi les divers phénomènes qui en découlent ne doivent pas être étudiés empiriquement, ni d'après des théories transmises et acceptées d'âge en âge, comme celles de l'excitation, de la tonicité ou de la révulsion. Leur connaissance ne peut être que le résultat d'un examen fait au lit des malades, parce que les observations de ce genre sont et seront toujours éternellement vraies; car, disons-le franchement, les théories et les systèmes dénaturent souvent les faits pour se les appliquer, et peuvent, par conséquent, nous conduire aux plus funestes conséquences. C'est dans le sens des lois physiques et physiologiques que j'ai dirigé mes recherches depuis que je viens à Vichy; j'en ai puisé les principaux résultats dans la clinique de l'hôpital dont le service m'est confié. J'ai dû, ainsi qu'on l'a vu plus haut, examiner également l'effet des eaux sur diverses personnes bien portantes, afin de suivre avec plus de fruit les résultats qu'elles produisent sur les malades.

Le mode d'action thérapeutique des eaux minérales, disions-nous, est en général d'une explication difficile et pleine de ténèbres ; cependant nous croyons qu'il n'en est peut-être pas ainsi à l'égard des eaux minérales de Vichy, à cause de la facilité que donne la chimie de reconnaître par nos sens et en tous lieux la présence du principal agent qui les minéralise, et dont l'étude se prête si parfaitement aux conditions d'une bonne expé-

rimentation physiologique. On sait depuis longtemps que l'agent principal des eaux réside dans
le bicarbonate de soude, dont les propriétés chimiques peuvent être signalées et suivies pas à pas,
soit dans nos solides, soit dans nos humeurs.

Cette facilité que présente l'eau de Vichy de
pouvoir être signalée partout où elle prédomine,
grâce au secours de la science chimique, procure
un double avantage : celui de pouvoir tranquilliser
l'esprit toujours inquiet des malades sur l'efficacité des moyens employés pour les guérir, puis
de permettre au médecin de graduer à volonté
la force du médicament et de donner par là à la
science médicale la précision des sciences exactes,
moins la connaissance des lois organiques et vitales, lois mystérieuses et par conséquent cachées
à notre intelligence, mais que nous sommes forcés
d'admettre pour expliquer les divers phénomènes
qui président à notre conservation. Ces phénomènes, par cela seul qu'ils s'opèrent sous le voile
du mystère, ne peuvent nous servir ici ; et cela est
si vrai, que les hommes qui se livrent à l'étude
des lois vitales sont forcés, pour s'entendre,
d'admettre des mots ou des idées de convention.
Ce n'est donc pas ainsi que nous devons procéder
pour expliquer à nos lecteurs les propriétés médicales des sources alcalines. Ces explications se-

ront mieux comprises, parce qu'elles auront l'avantage de satisfaire tout à la fois les sens et la raison, si nous les cherchons dans les réactions que les sciences physiques et physiologiques nous permettent d'apprécier en étudiant, par l'analyse des faits, les modifications qu'éprouvent les sécrétions sous l'influence des eaux employées, ainsi que le conseille d'ailleurs l'Académie de médecine : *comme le seul moyen à l'aide duquel on puisse arriver à des résultats réellement utiles à la pratique de la médecine.* » Cependant, comme quelques médecins ont prétendu que les eaux de Vichy n'agissaient principalement que par une propriété *excitante, tonique et révulsive,* je crois utile, dans l'intérêt des principes qui m'ont guidé jusqu'à présent dans l'étude de ces eaux, comme aussi pour éclairer l'opinion du lecteur sur toutes ces questions, de les examiner en peu de mots, ce livre n'étant pas un traité spécial des eaux minérales. Mais, avant d'aller plus loin, disons ici combien il est curieux de voir, dans des questions aussi importantes que celle des vertus des eaux médicinales, de voir, dis-je, les auteurs de toutes les époques se copier successivement depuis des siècles, sans vérification aucune et sans examiner si toutes ces théories n'étaient pas, au fond, de pures hypothèses.

Prenons d'abord le mot *révulsion*. Eh bien, la révulsion ne saurait être efficace qu'autant que toutes les maladies reconnaîtraient pour cause un principe mobile, capable d'être éliminé ou déplacé. Mais il est évident qu'elles ne dépendent pas d'un simple mouvement vital, et que vouloir les guérir de cette manière, c'est faire de cette thérapeutique de révulsion, comme l'a si bien exprimé le docteur Rognetta, un système de bascule à loisir, une sorte de locomotive invisible entraînant tout ce qu'on veut d'une région dans une autre; comme si les maladies qui affectent les organes intérieurs étaient des êtres isolés et mobilisables, susceptibles, par conséquent, d'être appelés au dehors sous l'influence de tel ou tel agent de révulsion, ce qui n'est pas.

La *tonicité*. Ce mot ou cette pensée exprime évidemment une tension, une résistance dans la fibre animale, dans les tissus organiques : ce qui, en bonne logique, doit s'opposer à la fonte des engorgements ou des obstructions; et, cependant, nous voyons tous les jours des maladies de ce genre disparaître sous l'influence des eaux de Vichy. Ce qui prouve que la tonicité ici est un mot usé et sans valeur. Les résultats cliniques sont là pour démontrer, d'ailleurs, la fausseté d'une pareille théorie.

L'excitation. Quant à ce mode d'action, il exprime également le resserrement des pores, des vaisseaux ou des glandes, dont l'effet doit naturellement arrêter toute sécrétion et produire, par conséquent, l'absence ou tout au moins la diminution des urines, de la sueur et de la bile. Or, si les partisans de l'excitation n'admettent pas la diminution des urines ni la sécheresse de la peau, ce qu'il est impossible d'admettre ; alors les eaux de Vichy ne sont donc ni *toniques* ni *excitantes*, comme ces médecins le disent. Ou bien, si l'action des eaux alcalines consiste dans ces propriétés, il faut alors renoncer à cet assemblage de mots, ainsi qu'à toutes les lois thérapeutiques et physiologiques les mieux établies de nos jours, pour ne faire que de l'empirisme, c'est-à-dire une médecine qui n'a ni méthode ni théorie. Ce qui prouve évidemment que les médecins qui ont adopté de si pauvres idées, comme constituant l'action principale des eaux minérales de Vichy, sont dans une erreur fondamentale. Et cette erreur, remarquez-le bien, n'est pas une chose indifférente, une affaire de pure théorie, car elle peut conduire à des applications fâcheuses, par cela même que les indications qu'elle renferme ne sont pas exactes ; ce à quoi n'ont pas réfléchi les médecins qui se font les propagateurs de semblables idées, sans s'occuper de mettre à profit les moyens d'investigation que nous donnent les sciences physiques et physiologiques, les seules qui puissent nous conduire à de bons résultats de traitement.

Mais, ce qui prouve physiquement que l'action des eaux de Vichy ne peut être basée, comme on le dit, sur l'excitation, c'est que les alcalis donnent au sang une couleur plus foncée, qu'ils l'empêchent de se coaguler, par leur action dissolvante sur ses éléments ; qu'ils redissolvent même les précipités produits dans le sang par les acides, et rendent plus liquides les éléments qui le constituent.

Ajoutons aussi que les eaux minérales en général, et celles de Vichy en particulier, agissent très-peu par propagation dynamique ou par excitation, mais bien par transition matérielle dans le système vasculaire sanguin. La première de ces actions est purement locale, elle ne laisse rien qu'un coup de fouet ou une friction sèche sur la partie touchée ; on ne peut raisonnablement lui demander autre chose ; tandis que la transmission opère par un effet général, que nul médicament ne peut produire s'il ne parvient dans le sang par absorption. C'est ainsi que l'eau de Vichy agit matériellement par sa nature chimique spéciale.

C'est aussi dans les réactions par contact direct que s'opère véritablement l'effet fortifiant des eaux sur les organes, et non par l'excitation nerveuse, révulsive ou dérivative, laquelle ne sert tout au plus qu'à mettre le système nerveux au besoin de la fonction ; tandis que les matériaux absorbés forment dans l'organe et la fonction l'objet spécial de la guérison.

C'est évidemment par les sels de Vichy que sont modifiées les glandes engorgées ou les membranes muqueuses malades ; ils changent et fluidifient les produits organiques, ils leur donnent des qualités et une marche nouvelle par une action substitutive, tant à l'égard des tissus qu'à l'égard des humeurs ; de cette sorte, ils font disparaître l'affaissement ou la débilité organique. Ce changement produit dans la vitalité de la partie malade entraîne à sa suite, en vertu de l'enchaînement des fonctions, un changement consécutif dans le reste de l'organisme ; ce qui démontre que ce n'est point sur l'excitation surtout qu'il faut compter pour le rétablissement des malades, mais bien sur les éléments matériels des eaux. Ceux qui souffrent trouveront des excitants nerveux partout ; mais quant aux modificateurs plastiques, indispensables pour acquérir une guérison réelle et durable, il faut, pour les trouver, aller aux sources spéciales ;

car n'avoir pour intention principale qu'une réaction organique nerveuse, c'est ne satisfaire qu'à la moins importante et la plus facile des indications. Pour guérir une maladie, il faut d'abord détruire la cause qui rend l'organe malade ou bien le principe qui vicie la constitution ; or, personne ne croira que les *excitants*, les *révulsifs* ou les *toniques*, ce qui signifie à peu près la même chose, puissent répondre à un pareil besoin.

On doit poser en principe que les eaux de Vichy agissent dans deux conditions, chez tous les malades : d'abord sur le sang, qui, soit dit en passant, est par sa nature le premier et le meilleur de tous les excitants connus ; puis ensuite sur le système nerveux, sur lequel elles n'opèrent qu'indirectement et selon les constitutions individuelles. C'est-à-dire qu'elles vont au but avant de modifier les moyens.

L'excitation, ainsi que je le disais tout à l'heure, n'est, à Vichy, qu'une très-faible partie de la puissance médicinale des eaux ; elle peut suffire, cependant, quand derrière la maladie il n'y a pas autre chose qu'un état nerveux, tel que langueur, trouble ou perturbation dans une fonction, ainsi qu'on le voit, pour la digestion, dans la dyspepsie et la gastralgie, comme aussi dans les maladies nerveuses des intestins ou la faiblesse de la vessie.

Dans toutes ces circonstances, la médication excitante ou stimulante peut suffire. Mais vouloir s'appuyer sur une pareille puissance curative, cela ne peut convenir, en conscience, aux trois quarts des malades qui se rendent à Vichy, parce qu'ils ont des maladies organiques qu'il faut détruire matériellement avant tout, ainsi que des diathèses ou constitutions de mauvaise nature qu'il faut corriger : ce qu'on ne pourra jamais obtenir, soyons francs, avec l'excitation, médecine purement mécanique.

Je ne pousserai pas plus loin cet examen, désirant aborder franchement le côté le plus positif, et par conséquent le plus rationnel de la question qui nous occupe. Laissons là ces théories de l'*excitation* ou de la *révulsion*, basées sur une vieille routine ; mots sur lesquels se fondent quelques médecins qui exercent à Vichy, pour expliquer la principale propriété curative qu'ils attribuent aux eaux, propriété que les sources minérales de tous les pays pourraient revendiquer au même titre, en procurant aux malades les mêmes avantages. Heureusement, ainsi que je l'ai démontré plus haut, il ne faut pas beaucoup de science pour comprendre que c'est là une erreur fondamentale ; car il est incontestable qu'une différence aussi marquée dans la nature et les proportions des principes constituants des eaux de Vichy peut faire varier considérablement aussi les effets et les résultats, dans le traitement des maladies.

C'est pourquoi, abandonnant ces idées médicales, qui ne sont plus en harmonie avec les lois physiologiques que les progrès des sciences nous ont appris à connaître, nous dirons : l'eau minérale, absorbée et portée par les vaisseaux sanguins dans toutes les parties du corps, agit de la manière suivante : le sang devient plus liquide, son alcalinité s'accroît, et la circulation est plus facile ; ce qui le prouve, c'est que ce liquide, sorti de la veine et mêlé aux sels de Vichy, se coagule difficilement ; la bile et la salive, humeurs alcalines, suivent la même marche. La sueur, ainsi que l'urine, passent de l'état acide à l'état alcalin ; ce changement prouve la présence des sels de Vichy dans le sang, et leur contact immédiat avec nos organes, sur lesquels les eaux agissent de la manière suivante, que ces organes soient membraneux, comme l'estomac ou la vessie, ou bien de la nature des glandes, comme le foie ou la rate : alors que les organes sont atteints de maladie à fond inflammatoire, ou bien le siége d'une congestion sanguine prolongée, dans toutes ces circonstances, les eaux opèrent en diminuant la

phlogose ou congestion sanguine, action analogue à celle des antiphlogistiques ou contre-sti-
mulants ; attendu qu'elles relâchent les tissus des
organes, en faisant cesser l'irritation morbide, le
sang et ses produits reprennent leur cours, et
les engorgements ou épaississements, qui avaient
résisté jusque-là à tous les traitements ordinaires,
disparaissent ; c'est ainsi qu'agit, enfin, cette
facilité donnée à la circulation du sang par les
eaux de Vichy ; facilité admise et reconnue par
tous les médecins, sans que, jusqu'à présent, on se
soit rendu compte de la valeur précise de ses résultats. Ces eaux, en un mot, ont la propriété de
faire cesser les souffrances des organes malades,
de ramener les fonctions qui en dépendent à leur
état normal, en reconstituant cet état de bien-
être qui exprime la santé.

Mais, outre cette action organique et vitale, il
en existe une autre qu'on peut appeler dissolvante,
qui s'exerce sur les tissus engorgés, sur la matière plastique, l'albumine et la fibrine, dont la
présence en excès constitue la maladie. Voici,
d'après l'étude des faits, l'explication la plus rationnelle qu'il soit possible d'admettre sur cette
propriété dissolvante des eaux alcalines. Nous
prendrons, à cet effet, pour point de comparaison
un des organes malades pour lesquels on vient le

plus ordinairement à Vichy : le foie, par exemple, ou la rate engorgés, qui, soit dit en passant, reçoivent, en particulier, une très-grande quantité de sang. Nous dirons, en conséquence, que le sang, une fois alcalisé par l'usage des eaux de Vichy et mis en contact avec nos tissus, agit de deux manières : 1° par la fluidité plus considérable qu'elles lui ont communiquée et qui le rend moins plastique et moins coagulable que dans l'état ordinaire, d'où résulte une circulation plus libre, et dès lors un arrêt dans l'accroissement de l'engorgement ; 2° par sa nature chimique, en agissant par son alcali, comme agent de dissolution et de destruction, sur la fibrine et l'albumine, dont la présence embarrasse les intervalles des mailles du tissu organique. Cette matière épaisse étant délayée est ensuite éliminée par les urines, les sueurs ou autres émonctoires naturels.

Cette propriété dissolvante des alcalis, en général, n'a pas été seulement remarquée de nos jours ; car Tardy, dans sa Dissertation sur les eaux de Vichy, en 1755, dit : « Que le médecin « de Mony, après avoir lavé exactement la couenne « d'un sang pleurétique, la fit macérer dans « un verre d'eau de la Grande-Grille, et que « du soir au lendemain elle fut totalement dis-

« soute, et qu'il n'en restait aucun vestige. »

D'après ces faits, comme aussi d'après mes propres expériences, dont j'ai parlé plus haut, il n'est plus permis de douter aujourd'hui de la propriété dissolvante des eaux alcalines de Vichy. Et cette opinion est d'autant plus fondée, qu'elle s'accorde parfaitement d'ailleurs avec la théorie, généralement admise, des engorgements, ainsi que le prouvent les expériences microscopiques rapportées par un grand nombre de savants, tels que Thomson, Hastings, Wilson, Kattenbrunner, etc. Ces auteurs, pour expliquer l'engorgement et l'épaississement de nos organes à la suite des maladies, admettent que le sang, par suite d'une cause irritative ou inflammatoire quelconque, afflue avec abondance dans les points irrités ; que, dans cette circonstance, la transformation du sang artériel en sang veineux ne se fait plus aussi complétement ; que les globules de sang se trouvent, par conséquent, serrés les uns contre les autres ; qu'ils se collent et forment, par leur réunion, de petits caillots, dont une partie seulement passe dans les capillaires veineux. Si cet état fluxionnaire continue, il arrive un moment, disent ces auteurs, où la circulation s'arrête ; les veines alors se dilatent, en laissant perspirer et déposer dans les parties environnantes intrafibrillaires des tissus une matière coagulable, albumineuse et fibrineuse, qui s'épaissit, après s'être extravasée par inflammation ou par hémorrhagie, et donne lieu aux divers engorgements que nous trouvons chez les malades.

A l'appui de cette opinion, je dois ajouter ici celle de Burdach, qui dit que la source de tous les changements considérables dans les proportions des matériaux constituant les tissus organiques déjà existants, est l'inflammation, laquelle change le caractère des sécrétions, et donne naissance à la dégénérescence des liquides et des solides.

« Dans l'inflammation, dit cet auteur, le sang
« afflue en plus grande abondance vers l'organe
« enflammé ; il y adhère ; il y perd en partie la
« forme discrète de ses globules ; le tissu en-
« flammé est pénétré d'un liquide plastique épan-
« ché, qui ne tarde pas à prendre une consistance
« gélatineuse ; il l'est aussi, en partie, du sang
« extravasé, ou au moins de la portion colorée du
« sang ; les vaisseaux capillaires, lorsqu'on les
« examine, paraissent distendus par du sang et
« entourés d'un liquide extravasé qui y adhère ;
« on ne peut point les injecter après la mort, de
« même qu'il est impossible d'introduire de l'air
« dans les cellules du tissu ni d'en faire sortir le

« caillot par des lavages répétés. Du reste, une
« inflammation complétement développée n'est
« pas toujours nécessaire pour imprimer une di-
« rection à la formation de ces produits matériels,
« il suffit souvent d'une simple tendance à l'état
« phlegmasique. »

Ce qu'il y a de certain, c'est que dans l'état
inflammatoire chronique, ou bien dans les simples congestions sanguines prolongées, comme
cela a lieu le plus ordinairement dans les organes de la femme, le foie et la rate, dans les
fièvres intermittentes rebelles, les membranes
s'épaississent, et les organes parenchymateux
acquièrent plus de volume; les vaisseaux y sont
dilatés et gorgés de sang, de telle sorte que la
circulation dans ces tissus, ainsi condensés et
endurcis, est ralentie et souvent nulle; et la
sécrétion finit par s'éteindre; de même que, dans
un état inflammatoire aigu, la fièvre supprime
la sueur par l'accroissement de tension qui a lieu,
et la transpiration ne reparaît qu'après un certain relâchement de la peau.

Dans tous les cas, il est à supposer que la
guérison, toutes choses égales d'ailleurs, sera
d'autant plus facile que le tissu de l'organe malade sera lui-même plus perméable et la maladie
plus récente.

D'après ce qui précède, nous pouvons donc admettre que les eaux alcalines de Vichy doivent agir également, d'une manière moins active, il est vrai, à cause de la résistance vitale, sur les parties saines de notre organisme, puisque dans presque tous nos tissus nous trouvons de l'albumine et de la fibrine. Cette opinion nous donne en même temps l'explication de la diminution remarquable des forces physiques qu'éprouvent les malades qui ont fait un long ou abusif usage des eaux de Vichy.

Quant aux organes qui pèchent par faiblesse, qui manquent d'action ou de force nerveuse, faiblesse dépendant de l'organe lui-même, et non d'une maladie de la moelle ou du cerveau, que les organes ainsi affectés soient placés à l'intérieur du corps, comme l'estomac ou la vessie, dans les articulations, ou dans le tissu musculaire des membres, l'expérience constate que les eaux de Vichy exercent à l'égard de ces affections les résultats les plus favorables, par une action physico-chimique, produite en partie par la température des eaux et par l'acide carbonique qu'elles renferment.

Quelques médecins pensent qu'il s'opère des crises chez les divers malades qui viennent à Vichy, c'est-à-dire que la cause morbide est déplacée, entraînée par un mouvement d'excitation causé par ces eaux. J'avoue n'avoir jamais vu ce phénomène se produire d'une manière positive. Dans tous les cas, s'il a lieu, il doit s'opérer bien lentement, car j'ai vu bien des malades, qui souffraient beaucoup en arrivant, se rétablir, comme j'en ai vu partout, en éprouvant tout simplement une diminution lente et progressive dans les principaux symptômes de la maladie ; ce qui prouverait, dans tous les cas, qu'un pareil déplacement par des crises ou réactions vitales n'est pas nécessaire à la guérison.

Je dois ajouter ici que tout le secret de la réussite des eaux de Vichy réside dans la juste proportion des doses à administrer, eu égard à l'intensité de la maladie et à la tolérance du malade ; car la vertu du médicament n'est au fond qu'un phénomène secondaire, dépendant d'une seule et même propriété, selon la dose et les conditions organiques. C'est ainsi, par exemple, que l'émétique, dont tout le monde connaît les effets, produit, à très-faible dose, des évacuations, et, à une dose plus élevée, des sueurs qui réduisent le malade à un état de faiblesse extrême avec prostration des forces ou hyposthénie générale. Il en est de même de tous les médicaments actifs, dont l'effet varie suivant les quantités.

C'est, en un mot, par des phénomènes analogues, mais qu'on n'a pas étudiés jusqu'à présent, que les eaux de Vichy exercent leurs bonnes ou mauvaises influences. C'est pourquoi j'engage les malades à ne jamais dépasser la limite de la tolérance ou la capacité organique. Ajoutons aussi que, pour faciliter l'action thérapeutique d'un médicament, il faut que la personne se trouve dans des conditions particulières d'état maladif. Ces conditions, rigoureusement indispensables pour toutes les affections, doivent être particulièrement observées lorsqu'on se propose de faire usage des eaux de Vichy, si l'on veut éviter les effets nuisibles qu'on observe parfois, et qu'on attribue le plus ordinairement à l'acuité des eaux, quand, pour être dans le vrai, il ne faudrait en accuser que l'inopportunité de la situation du malade, quelquefois son intempérance, et souvent aussi une trop grande quantité d'eau minérale prise dans un trop court espace de temps. C'est ainsi, je dois le dire, qu'aux bonnes choses on fait souvent de mauvaises réputations. C'est pourquoi il est du devoir des médecins de prévenir les malades qui se proposent de faire usage des eaux de Vichy, que ces sources ne peuvent convenir à des estomacs frappés d'inflammation trop vive ; qu'elles n'agissent d'une manière favorable qu'autant qu'on ne s'y présente qu'avec des affections ni trop anciennes ni trop aiguës. Dans l'état aigu, ou avec fièvre, elles seront rarement utiles, parce qu'elles déterminent alors un surcroît d'irritation et d'acidité dans les humeurs ; dans l'état de chronicité trop avancée, il est à craindre aussi qu'elles ne demeurent sans action, sans efficacité, la maladie ayant eu le temps de prendre une position pour ainsi dire normale, définitive ou irrémédiable.

En résumé, les petites doses sont préférables, toutes choses égales d'ailleurs, parce qu'elles ne chargent pas l'estomac, qu'elles sont mieux absorbées, et qu'elles font rentrer plus facilement les organes et les fonctions dans leur rhythme normal.

De l'influence des maladies chroniques sur la santé en général.

Il est à remarquer que les malades qui se rendent à Vichy n'y arrivent ordinairement qu'après avoir épuisé tous les moyens ordinaires de secours ; mais, pendant que toutes ces tentatives de guérison ont lieu, la maladie fait des progrès et passe peu à peu à l'état que l'on appelle chronique. Dans cette situation, la constitution des malades s'altère, les forces physiques s'affaiblissent, l'appareil digestif se dérange ; et tout cela n'a lieu souvent que par les souffrances d'un seul organe qui réagit sur tous les autres, et porte ainsi le trouble dans toutes les fonctions. C'est dans cet état fâcheux que se présentent le plus généralement les personnes qui viennent demander aux eaux une entière guérison, ou tout au moins quelque soulagement. Nous devons, en pareil cas, prévenir ceux qui pourraient se décourager au milieu d'un traitement toujours long dans ses résultats, que ce n'est pas seulement pour un organe malade qu'on vient réclamer le bénéfice des eaux, mais aussi pour y rétablir une constitution plus ou moins détériorée. Il faut dire aussi que le rétablissement, dans toutes ces affections, est d'autant plus important à obtenir, pour les personnes qui viennent à Vichy, que ce sont presque toujours des organes essentiels à la vie qui sont en souffrance, tels que l'estomac, le foie, les reins, la matrice ou la vessie. Tout cela doit faire pressentir suffisamment qu'il faudra apporter dans la cure, non plus une médication superficielle, mais bien imprimer à l'économie tout entière une modification profonde et soutenue, puisqu'il s'agit de détruire des accidents morbides qui s'opposent, depuis longtemps déjà, au rétablissement de la santé. Eh bien ! parmi tous les moyens sus-

ceptibles de remédier à un pareil état de souffrances, il n'en est pas de plus favorables que la
médication par les eaux de Vichy, puisqu'elles
renferment dans leur composition un ensemble
de médicaments dont les propriétés s'harmonisent
parfaitement pour arriver à ce résultat. En général, c'est par petites doses, longtemps administrées, sans excitation générale sensible, qu'il
faudra agir si l'on veut détruire complétement
l'altération d'un organe malade ou un principe
morbide inhérent à la constitution. Toutefois, il
est utile d'ajouter que les eaux, en général, n'o-
pèrent réellement d'une manière efficace dans les
maladies organiques, qu'autant qu'elles sont absorbées, et non comme le proclament les partisans de la doctrine excitante, externe ou interne,
doctrine qui, en résumé, n'est basée que sur un
effet de pure mécanique, et, par conséquent, d'une
pauvre valeur médicale. Mais, ce qu'il y a de remarquable dans tout cela, et qui ne prouve pas
en faveur de l'excitation, c'est que les eaux produisent, quand elles sont, bien entendu, administrées avec méthode, un effet sédatif ou calmant sur toutes les maladies chroniques à l'égard
desquelles, soit dit en passant, les eaux de Vichy
sont généralement applicables, et d'un effet très-
salutaire, attendu que ces maladies dépendent

principalement d'un épaississement ou élabo-
ration incomplète des humeurs, et souvent aussi
d'une lésion des solides ; les forces vitales, dans
ces sortes d'affections, sont plus ou moins anéan-
ties par un mal incessant. Les eaux, en faisant
cesser ces souffrances, rendent à l'organisme son
état normal. C'est ainsi qu'il convient d'expliquer
l'action tonique et fortifiante des eaux, et non
par leur faculté excitante et révulsive.

L'heureuse influence que les malades, atteints
de fièvres d'accès avec cachexie paludéenne, ob-
tiennent des eaux de Vichy, avait été signalée déjà
par Baglivi, qui rapporte que rien n'est plus utile
que les substances lixivielles, alcalines, dans les
fièvres intermittentes anciennes.

Je dois, en outre, faire remarquer que toutes
les affections chroniques présentent toujours un
certain degré d'acuité, qui s'annonce par une sur-
excitation de l'appareil circulatoire, se traduisant
par un malaise ou fièvre lente, laquelle, comme
toutes les fièvres, fait naître ordinairement une
plus grande quantité d'acides dans nos humeurs,
ou bien, si l'on veut, rend moins alcalines celles
qui le sont naturellement, telles que le sang qui,
dans les maladies, manque de la quantité normale
de soude.

C'est pourquoi ces eaux, en particulier, sont

si remarquablement utiles dans toutes les affections chroniques de nature ou à fond inflammatoire. En second lieu, elles favorisent la circulation des fluides sanguin et lymphatique, elles
calment l'irritation des vaisseaux, et le relâchement qui en est la suite permet aux diverses sécrétions, telles que la sueur, la bile et les urines, de reprendre leur cours.

Nous devons, en résumé, dire aux malades,
pour rectifier leurs idées ou leurs préjugés, que
l'affaiblissement qui accompagne les maladies en
général ne tient pas toujours à la faiblesse du
corps, mais bien à la souffrance des organes malades ; et cela est si vrai, que dans les maladies,
excepté celles où le délire excite, on est faible
parce qu'on souffre ; faites cesser la souffrance, un
mal de tête, par exemple, qui vous empêche de
vous tenir debout, et à l'instant vous recouvrez vos
forces. Ce qui veut dire, en un mot, que les forces
générales ne reviennent qu'après avoir guéri l'organe ou la partie souffrante, et non comme le
disent les partisans de la doctrine excitante et révulsive, qui veulent que l'organe malade ne se
guérisse qu'après que les eaux ont déjà rétabli
les forces vitales : ce qui, en vérité, n'est pas très-
logique ; car tout le monde sait que, pour faire cesser un effet, il faut, avant tout, supprimer la cause.

Affections des organes de la digestion.

De la gastrite.

La gastrite aiguë ou chronique amène généralement une altération de la membrane muqueuse, et quelquefois aussi des deux autres tuniques de l'estomac, avec des modifications dans la nature des sucs gastriques. Cette altération se présente le plus ordinairement sous la forme d'épaississement, d'induration ou de ramollissement, ce qui équivaut évidemment à l'engorgement ou aux obstructions des organes parenchymateux, comme le foie ou la rate ; elle doit, par ces motifs, réclamer les mêmes moyens de guérison. Les eaux de Vichy, dans cette circonstance, atteignent un double but : celui d'agir sur la membrane muqueuse de l'estomac, et de diminuer, en même temps, l'acidité du suc gastrique ; acidité d'autant plus grande, que les affections de cet organe se rapprochent davantage de la chronicité.

Toutes ces indications concernant l'estomac s'appliquent également aux maladies chroniques du reste de l'appareil digestif, des gros et petits intestins.

Je ne reviendrai pas ici sur les effets physiologiques que produisent les eaux sur ces organes, cette question ayant été suffisamment étudiée dans les conclusions déduites des expériences que j'ai faites à ce sujet ; je dirai seulement, en deux mots : que les eaux de Vichy, administrées à propos, ainsi qu'à des doses convenables, suivant l'âge, le le tempérament, l'invasion de la maladie et l'état des organes malades, jouissent d'une efficacité miraculeuse pour rétablir les digestions difficiles ; rendre l'assimilation des aliments plus complète, et réveiller enfin les forces physiques et morales des malades.

Causes.—Les causes directes qui peuvent donner lieu à la gastrite sont très-nombreuses ; il me suffira de citer ici les principales, qui sont : l'usage prolongé d'aliments difficiles à digérer ; ceux qui sont trop salés, poivrés ou épicés ; les excès de table ; les liqueurs fortes ; les vins acides, les boissons fermentées, surtout pendant qu'on est à jeun ; une vie trop sédentaire ; des emportements de colère ; des affections morales tristes ; l'emploi imprudent des vomitifs ou des purgatifs, etc.

En examinant toutes ces causes, chaque malade pourra mieux apprécier par lui-même celles qui ont produit la maladie ; il devra, par conséquent, les éviter soigneusement après avoir quitté Vichy, s'il veut que le bienfait des eaux ne soit pas perdu pour l'avenir. Cette recommandation de prendre des habitudes de sobriété est une chose d'autant plus digne d'attention, qu'on doit savoir qu'un organe qui a été déjà malade est toujours très-disposé à s'affecter de nouveau, plus promptement et plus gravement encore que la première fois.

Il n'est pas rare, dans tous les cas, de voir à Vichy des malades atteints de gastrite être affectés en même temps de diarrhée ou de dyssenterie aiguës ou chroniques. J'ajouterai, à cet égard, d'après les nombreux exemples qui se présentent tous les ans à l'hôpital chez des malades venant d'Afrique ou des colonies, atteints de semblables complications, que l'action des eaux s'exerce d'une manière tout aussi satisfaisante que si la gastrite était la seule affection du malade. J'aurais, à cet égard, un grand nombre d'observations à citer, dans lesquelles on verrait que des individus, arrivés dans un état complet d'épuisement, amaigris, ne digérant plus ou digérant à peine depuis des mois, et même des années, tourmentés également par un besoin continuel d'aller à la selle, sortirent de l'hôpital, après un traitement de trente ou quarante jours, pleins de force et de santé, et bénissant les eaux de les avoir arrachés en si peu de temps à une mort certaine. Il me paraît utile de rapporter ici une observation de ce genre à l'appui de ce que je viens de dire.

Observation de gastrite. — M. G., âgé de quarante-huit ans, d'un tempérament nervoso-sanguin, malade depuis 1831. A la suite d'un empoisonnement présumé, des douleurs violentes s'étaient déclarées à la région de l'estomac ; depuis lors, troubles considérables dans la digestion, nausées ou vomissements continuels, avec malaise général ; d'autres fois, après quelques jours de calme, l'estomac était pris par de nouvelles douleurs qui nécessitaient ordinairement l'application de sangsues. Malgré cet état de souffrance habituelle, M. G., quoique faible et très-amaigri, n'abandonnait pas entièrement ses occupations. Il avait, en 1847, fait usage des eaux de Vichy qui lui avaient procuré un grand soulagement ; mais son état n'était pas encore très-satisfaisant, car à son retour à Vichy, en 1848, vers le milieu de juillet, ce malade ressentait de vagues douleurs au creux de l'estomac, les digestions étaient toujours laborieuses, il n'éprouvait pas de soif, et était toujours très-constipé. Le lendemain de son arrivée, mis à l'usage de l'eau de la source de l'Hôpital, il en boit graduellement jusqu'à six verres par jour, et prend un bain. Après un mois de traitement, et un repos dans l'intervalle, ce

malade quitte Vichy dans un état parfait de santé ;
ses digestions se faisant librement, quoiqu'il
mangeât beaucoup.

L'année suivante, au 12 septembre, je reçus
une lettre constatant qu'à cette époque ce malade
était entièrement rétabli.

De la pyrosis.

La pyrosis est encore une variété de la gastrite
aiguë ou chronique; elle présente pour caractères
spéciaux de faire éprouver aux malades un sentiment d'ardeur et de brûlure dans l'estomac, avec
éructations d'un liquide âcre et brûlant, qui se
fait sentir parfois jusqu'à l'arrière-gorge.

D'après ces symptômes, nous n'avons pas besoin d'ajouter que les eaux de Vichy doivent, par
leur nature particulière, être favorables à cette
maladie, ni de faire pressentir qu'une guérison
complète pourra en être la suite, si toutefois le
malade, après la cure, consent à éloigner les
causes qui auront pu occasionner sa maladie, et,
en particulier, les aliments trop gras ou huileux,
les fritures, pâtisseries, viandes salées ou fumées,
les fruits ou boissons acides, ainsi que les liqueurs
fortes et les fromages avancés, pour les remplacer
par une nourriture moins grasse, lactée ou végé-

tale, ainsi que par des boissons plus douces ou peu alcoolisées, telles que le vin de Bordeaux coupé.

De la gastralgie.

La gastralgie, ou névrose de l'estomac, présente les caractères spéciaux suivants : douleurs ou coliques de l'estomac, se renouvelant quelquefois tous les deux ou trois jours ; d'autres fois, se présentant à chaque heure de la journée, alternant avec une douleur du côté, de la tête ou de la poitrine, se manifestant le plus ordinairement deux ou trois heures après l'ingestion des aliments. Toutes ces douleurs, en général, se traduisent par un poids, avec des tiraillements qui simulent la faim, ainsi que par des crampes, avec chaleur brûlante à la région de l'estomac ; ou bien encore par des bâillements avec oppression accompagnée d'un besoin réel d'élargir les vêtements qui compriment l'épigastre. L'appétit néanmoins se soutient ; il est même parfois pressant, imprévu, et se renouvelle souvent dans la journée ; le malade n'est pas altéré ; la langue n'est pas rouge, et tout cela se passe sans qu'il existe souvent la plus légère trace de fièvre.

A tous ces caractères il est impossible de ne

pas reconnaître une maladie purement nerveuse, avec d'autant plus de raison, que l'entéralgie, ou colique nerveuse d'entrailles, ressemble beaucoup à la gastralgie, avec cette seule différence, ainsi que nous allons le voir, que les douleurs passagères qui lui sont propres se font sentir sur divers points du ventre.

Les coliques intestinales ou entéralgies sont produites, la plupart du temps, par des émotions morales vives, par des travaux intellectuels trop prolongés; d'autres fois elles se déclarent après une impression de froid ou par l'interruption d'une évacuation habituelle; comme aussi on les a vues succéder à la goutte ou au rhumatisme. Les personnes hystériques en sont souvent atteintes ; les tempéraments nerveux y sont prédisposés, de même qu'à la gastralgie. Mais les causes qui paraissent développer plus particulièrement cette dernière affection sont l'abus des sucs végétaux, des fruits acides, des boissons aqueuses; l'époque de la menstruation et de la grossesse, ainsi que les affections morales tristes et concentrées. L'observation suivante démontrera mieux encore les signes de la maladie, ainsi que l'effet des eaux.

M. Th., âgé de trente-six ans, d'un tempérament nerveux, éprouva, en 1834, les premières douleurs gastralgiques. Ces douleurs, qui arrivaient aussitôt après les repas, étaient accompagnées de vomissements continuels. Ce malade avait suivi un traitement par les émollients et les sangsues, qui lui avait procuré un peu de soulagement; mais, dix-huit mois après, les douleurs de l'estomac ayant reparu avec plus d'intensité qu'auparavant, il n'avait cessé, depuis cette époque, d'éprouver des alternatives de calme et de souffrances. Cependant comme les symptômes gastriques, depuis quelques années, devenaient plus fréquents, que les digestions se faisaient mal, que l'amaigrissement faisait tous les jours de nouveaux progrès, son médecin lui conseilla de prendre les eaux de Vichy. C'est en 1846 que ce malade en fit usage pour la première fois. Cette saison lui ayant fait le plus grand bien, il crut qu'il pouvait se dispenser de revenir l'année suivante; mais la maladie ayant reparu, son médecin le renvoya de nouveau à Vichy, où il arriva en 1848, vers le milieu de juillet. A cette époque, les vomissements étaient fort rares, mais les nausées reparaissaient fréquemment après les repas, de telle sorte que la gastralgie paraissait vouloir revenir avec tous ses symptômes primitifs, car il y avait déjà pesanteur de l'estomac, douleurs épigastriques, avec diarrhée ou constipation alternatives, et maux de tête continuels. Ce malade, à son arrivée, est mis, avec modération, à l'usage de l'eau de l'Hôpital ; il prend un bain tous les jours, et un mois après, il quitte Vichy dans un état complet de guérison.

En 1849, dans le rapport qui m'est adressé, tous les ans, sur les effets consécutifs des eaux, il est dit que ce malade avait obtenu une grande amélioration ; et que si son état s'était aggravé en 1847, il fallait l'attribuer à ce qu'il avait cessé trop tôt l'emploi de ce puissant remède. J'ai revu, en effet, ce malade : sa guérison était complète ; son embonpoint et ses digestions ne laissaient plus rien à désirer.

De la dyspepsie.

La dyspepsie peut se confondre avec la gastralgie, car elle aussi reconnaît pour cause, lorsqu'elle se déclare directement, une simple lésion des nerfs de l'estomac. Les symptômes principaux de cette affection consistent dans de mauvaises digestions, avec cette particularité bizarre, que l'estomac, dans cette maladie, digère tantôt le lait, le porc, les viandes les plus grossières ou les plus lourdes, tandis que le lendemain les aliments es plus légers ne sont pas supportés ; il y a lan-

gueur, trouble et perversion dans l'ordre fonctionnel ; c'est, en un mot, ce qu'on appelle ordinairement un estomac capricieux. Hors le temps
des mauvaises digestions, la personne jouit d'une
bonne santé ; elle n'a ni fièvre ni soif ; les digestions seulement sont accompagnées d'une grande
quantité de gaz, avec constipation habituelle.
Mais si la maladie se prolonge, comme dans la
gastralgie, la nutrition se trouve altérée par les
mauvaises digestions, le malade s'affaiblit, et les
forces s'épuisent rapidement.

Causes. — Cette maladie se présente souvent
dans les longues convalescences, à la suite d'affections morales tristes , de jeûnes trop prolongés, d'un régime lacté trop rigoureux, ou bien
encore après des pertes abondantes de sang, soit
naturellement, soit par des saignées trop souvent
répétées.

Toutes ces maladies, dont nous venons de tracer succinctement l'histoire, sont primitivement
de nature nerveuse ; ce qui indique que les émollients et les opiacés auraient dû suffire pour les
guérir, sans qu'il eût été nécessaire de recourir
aux eaux de Vichy. Mais malheureusement toutes
ces névroses entraînent avec elles, à la longue, des
désordres physiques et physiologiques dans les
organes de la digestion ; et, de nerveuses qu'elles

étaient d'abord, elles finissent bientôt par déterminer, à cause des souffrances qu'elles impriment
aux parties qui en sont le siége, de véritables lésions des membranes de l'estomac et des intestins.

Affections du foie.

L'efficacité incontestable des eaux de Vichy
dans les diverses maladies qui peuvent intéresser
le foie, troubler la sécrétion biliaire, ou porter
obstacle à son libre cours, est connue depuis si
longtemps, qu'il serait fastidieux, je pense, d'insister sur cette vérité. Je pourrais facilement
donner à l'appui de cette opinion un grand nombre d'observations, que je puiserais dans les nombreuses guérisons qui ont lieu tous les ans dans
mon service de l'hôpital, chez des malades qui
viennent d'Afrique ou des colonies, régions du
globe où les maladies de ce genre sont le plus
graves ; mais je ne dois pas oublier que ce livre
n'est écrit que pour guider les malades pendant
la saison, et leur indiquer, une fois rentrés chez
eux, la conduite qu'ils auront à tenir pour éviter
le retour de leurs maladies.

Mais, avant d'aller plus loin, il me paraît utile
d'indiquer ici la marche que suit l'eau minérale
avant de se rendre au foie, et de démontrer que ce

médicament, vierge de toute réaction, a pu agir, au moins jusqu'aux poumons, emportant avec lui tous ses éléments primitifs de composition.

Cela posé, je dirai donc, avec tous les physiologistes, que l'eau minérale introduite dans les voies digestives arrive à la glande hépatique, comme font tous les liquides médicamenteux, en suivant par absorption les veines de l'estomac et des intestins qui la charrient à travers la veine porte jusqu'au foie ; après un séjour plus ou moins prolongé dans cet organe, chargé d'une des plus grandes fonctions de notre existence, la sanguification alimentaire, elle se rend au cœur et de là dans les poumons, toujours à l'abri de toute décomposition étrangère à l'organisme.

Ceci doit prouver aux malades, contre l'avis des médecins qui conseillent l'usage des acides, qu'il n'est pas indifférent de suivre de semblables idées et de porter dans nos organes un médicament décomposé par ce mélange hétérogène d'acides avec les alcalis, alors qu'il pouvait agir avec toute sa puissance naturelle. D'après cet exposé, il est donc permis d'affirmer que les eaux de Vichy, alors qu'elles n'ont pas été dénaturées par des acides avant ou pendant les repas, agissent de deux manières à l'égard des affections du foie : d'abord, comme fondantes et résolutives, lorsqu'il y a engorgement, puis ensuite elles modifient la bile dans sa nature et sa consistance ; en augmentant l'alcalinité naturelle de cette humeur, les eaux la rendent moins épaisse et facilitent son écoulement au dehors. Elles s'opposent en outre par leurs propriétés dissolvantes à la précipitation de la matière colorante, ce qui est fort important, attendu que ce dépôt forme précisément le rudiment des calculs biliaires.

Après cet exposé succinct du mode d'action des eaux à l'égard des maladies du foie, il est indispensable, je pense, de donner ici un aperçu des affections diverses qui intéressent cet organe, comme étant les plus nombreuses et les plus graves parmi celles affectant les malades qui viennent à Vichy réclamer le secours des eaux.

Parmi les maladies de cet organe, il en est trois qui se présentent plus particulièrement à notre observation : ce sont les coliques, les engorgements et les calculs du foie.

Coliques hépatiques.

Cette maladie ne se présente ordinairement que chez les individus prédisposés aux souffrances du foie; elle se caractérise par des douleurs plus ou moins vives, passagères ou périodiques, ayant

leur siége dans cet organe. On les confond souvent, a dit mon honorable collègue, le docteur
Beau, dans son remarquable travail *Sur l'appareil spléno-hépatique*, avec les coliques calculeuses,
qui sont très-rares eu égard aux coliques névral-
giques ; dans celles-ci les malades, dit cet auteur,
ne rendent pas des calculs soit par les garderobes, soit par les vomissements, et la présence de
ces produits permet de caractériser seulement
leur diagnostic différentiel. Dans les cas contraires, les coliques du foie doivent être considérées
comme étant de nature essentiellement nerveuse.

Les douleurs de ce genre arrivent soit spontanément, soit par des préludes sourds, un ou deux
jours à l'avance ; et lorsque la douleur est arrivée
à son apogée, le malade ressent comme un point
de côté dans la région du foie, accompagné de
douleurs plus ou moins violentes, superficielles ou
profondes, augmentant par la plus légère pression, pongitives ou lancinantes, avec gêne dans les
divers mouvements du corps et de la respiration ;
le plus ordinairement, au milieu de la crise, des
vomissements de matière bilieuse se déclarent,
sans que le pouls indique de la fièvre. Ces coliques
peuvent durer une ou deux heures, d'autres fois
plusieurs jours avec des intervalles de calme, laissant le plus souvent des traces de jaunisse sous la

peau et dans les urines. On peut les confondre avec les coliques intestinales ou néphrétiques ; mais la douleur locale venant du foie suffira, avec les symptômes précédents, pour éloigner toute incertitude à cet égard.

Causes. — Il est évident que l'hépatalgie ou colique nerveuse du foie n'est qu'un symptôme de l'irritation de cet organe, des réservoirs ou des conduits excréteurs de la bile. Cette irritation nerveuse peut être produite par de mauvaises digestions, comme aussi par des aliments dont la nature est réfractaire au foie de certaines personnes. Ces aliments sont particulièrement tous les acides et fruits verts, cuits ou confits au vinaigre, la moutarde, le vin pur ou même coupé d'eau, les boissons alcooliques, une nourriture trop salée, épicée ou poivrée : toutes ces substances peuvent déterminer, chez les individus prédisposés, des coliques qui très-souvent apparaissent un quart d'heure ou une demi-heure après les avoir prises. Les purgatifs peuvent également réveiller ces sortes de douleurs, qui dépendent quelquefois aussi de la goutte ou d'un rhumatisme déplacé.

Comme traitement, l'opium et les émollients sont les premiers remèdes à employer ; mais si les attaques se renouvellent, le meilleur moyen à leur opposer c'est d'avoir recours à l'eau de Vichy,

dont les propriétés incontestables sont de diminuer et de détruire cette fâcheuse susceptibilité
du foie.

Hépatite avec engorgement du foie.

Cette maladie n'intéresse pas seulement, comme
la précédente, le système nerveux de l'organe,
elle occupe ici le tissu propre du foie qui se
trouve malade le plus ordinairement par suite
d'une congestion sanguine fixe et continue, avec
engorgement qui peut être simple ou induré, récent ou chronique. Arrivée à la période de chronicité, où on la voit le plus ordinairement à Vichy, les symptômes qu'éprouvent les malades
sont : une fièvre légère qui semble augmenter
après chaque repas, accompagnée d'une douleur
avec pesanteur, et de gêne dans la région du foie ;
la respiration est courte, le teint basané ; le caractère inquiet, irascible, porté surtout à contredire ;
il existe presque toujours aussi un œdème des
jambes avec de la sérosité dans le ventre ; l'appétit
se perd avec le sommeil ; les fonctions s'affaiblissent, et le malade tombe peu à peu dans la consomption.

Causes. — Cette maladie peut être héréditaire ;
toutes les causes de nature à déterminer des coli-

ques, ainsi qu'on l'a vu plus haut, sont susceptibles aussi de produire l'hépatite. A côté des souffrances physiques, il faut placer, comme devant y prendre une large part, les affections morales, les soucis, la jalousie, le découragement, l'hypocondrie, influences nerveuses qui toutes diminuent l'écoulement de la bile ; le tempérament bilieux, et les pays chauds qui, pour les habitants des régions tempérées, augmentent sensiblement la sécrétion du foie ; les inflammations des intestins et la dyssenterie, par suite de la résorption jusqu'au foie de la matière purulente, peuvent y donner lieu, de même que le travail de cabinet après les repas. Tous ces malades n'arrivent habituellement à Vichy qu'après avoir essayé inutilement tous les moyens ordinaires de secours ; c'est pourquoi je me bornerai à rappeler ici, pour toute indication médicale, que les médecins étrangers à Vichy, et qui se sont occupés spécialement des maladies du foie, conseillent tous, sans exception aucune, l'usage des eaux de Vichy comme le meilleur moyen de guérison dans ces sortes d'affections.

Calculs hépatiques ou biliaires.

Dans cette maladie, on doit admettre encore une prédisposition individuelle, et il faut se reporter à ce qui a été dit des coliques hépatiques, pour établir ses caractères spéciaux, car les coliques calculeuses n'en diffèrent que par la présence, avons-nous dit, dans les vomissements et les garderobes, de produits concrétionnés, composés de cholestérine et de matière colorante de la bile réunis par du mucus. Les proportions de ces éléments varient beaucoup; tous sont solides, et brûlent en donnant lieu à des jets de lumière, à la manière et avec l'odeur des corps gras. Ils sont de diverses dimensions, depuis une tête d'épingle jusqu'à la grosseur d'un œuf de poule.

Il faut dire cependant que, chez les malades atteints de calculs du foie, le sentiment de pesanteur, de gêne, de tension et d'anxiété du côté droit est de plus longue durée, et qu'il survient le plus ordinairement des signes de fièvre avec jaunisse intense et souvent permanente, lorsque le calcul séjourne dans les conduits biliaires ou a de la peine à s'en échapper.

Causes. — Toutes les causes qui sont de nature à rendre la bile plus épaisse sont évidemment propres à favoriser la formation des calculs biliaires. On remarque que les femmes sont plus exposées à cette maladie que les hommes, parce que chez elles les digestions sont moins actives, qu'elles sont plus sujettes à la constipation , qu'elles dorment davantage et font moins d'exercice.

L'âge mûr et la vieillesse y sont plus exposés que les enfants et les adolescents. On a remarqué, à la Salpêtrière, que des calculs se rencontraient fréquemment chez les femmes douées de beaucoup d'embonpoint. La vie sédentaire, le travail de cabinet, les aliments gras favorisent cette affection, de même que les acides et les alcooliques, parce qu'ils renferment des propriétés coagulantes de la bile.

M. le docteur Fauconneau-Dufresne, dans son excellent *Traité de l'affection calculeuse du foie*, se demande, à cet égard, si le commencement de la formation des calculs hépatiques ne pourrait pas dépendre d'une réaction acide, puisque ces corps ont la propriété de précipiter de leurs dissolutions les éléments biliaires. Dans le traitement de cette affection, cet auteur, après avoir recommandé un régime doux, les légumes herbacés , beaucoup d'exercice et de temps en temps une purgation saline, préconise particulièrement les eaux de Vichy, parce que les alcalis, dit-il, en s'emparant de la matière grasse du sang, empêchent le dépôt de la bile, et, quand ils sont pris en très-grande abondance, ils vont atteindre la matière colorante déjà formée et dissoudre le mucus, ce qui permet à la cholestérine et au calcul de s'échapper plus facilement. Pour se préserver de la formation de nouvelles concrétions, cet auteur conseille également de faire un usage abondant de boissons délayantes alcalines afin de tenir la bile liquide, de diminuer la proportion de viande et surtout des corps gras, en les remplaçant par des légumes herbacés.

La connaissance exacte de toutes ces causes déterminantes devra servir aux malades pour les guider dans la conduite qu'ils auront à tenir, s'ils veulent, après la cure faite à Vichy, favoriser l'amélioration, ou bien consolider leur entière guérison.

Une seule observation, à l'appui de ce que l'on vient de lire, fera mieux apprécier, je pense, l'efficacité réelle des eaux dans les maladies du foie.

Engorgement du foie avec coliques hépatiques. — M. B., âgé de quarante-deux ans, d'un tempérament nervoso-sanguin, d'une constitution affaiblie, est atteint d'hépatite depuis 1831, affection qu'il a contractée en Afrique, par suite de dyssenterie accompagnée de fièvres intermittentes rebelles ; il avait, en outre, un léger épanchement dans le ventre, et les jambes infiltrées. Jusqu'en 1842, les douleurs du côté du foie sont presque incessantes, c'est-à-dire qu'il y a des alternatives de repos et de souffrance ; mais, à cette époque, il survint une jaunisse fort intense, pour laquelle on conseilla des bains, des boissons alcalines, ainsi que des applications de sangsues sur la région hépatique. Cette jaunisse, après avoir duré deux mois, laissa pour résultat un engorgement considérable du foie, qui, jusque-là, avait été peu apparent.

Depuis 1842, les attaques ou coliques hépatiques apparaissent tous les trois ou quatre mois, et durent souvent quinze jours ; elles sont toujours plus violentes à l'époque du printemps. C'est après avoir essayé, en 1847, les eaux de Vichy, et s'en être bien trouvé, que le malade se décide à faire une saison régulière, en 1848, et il arrive à Vichy dans le mois de juillet. Il n'avait pas eu de coliques depuis le 12 mai, c'est-à-dire depuis environ deux mois. A son arrivée, le foie dépassait de quatre travers de doigt les fausses côtes ; il était très-sensible à la pression, et son développement considérable rendait la respiration de ce côté fort gênée, et toute espèce de lien, sur cette région, insupportable. Le lendemain de son arrivée, M. B. est mis à l'usage de l'eau de la Grande-Grille, dont il prend, en moyenne, de six à huit verres par jour, ainsi qu'un bain. Après un mois de traitement, ce malade quitte Vichy, la sensibilité du foie ayant complétement cessé, son volume étant diminué de moitié, les forces physiques, au dire du malade, revenues à leur état normal, et ses digestions parfaites.

Un an environ après, le 10 mai, son médecin ordinaire m'écrivit que M. B., « atteint d'engorgement du foie avec coliques hépatiques, n'avait plus de douleurs ; que l'engorgement était à peu près dissipé. »

Affections de la rate.

Je ne rapporterai pas ici non plus les nombreuses observations concernant les malades atteints d'affections de la rate, qui se présentent tous les ans à l'hôpital militaire, venant de l'Afrique ou des pays marécageux. La vertu des eaux sur ces affections est évidemment la même qu'à l'égard de celles du foie, c'est-à-dire fondante et résolutive ; avec cette différence que les résultats de guérison, toutes choses égales d'ailleurs, sont moins nombreux que pour les maladies du foie.

Mais ce qui nuit surtout à la résolution complète des engorgements de la rate, ce sont les retours fréquents et plus ou moins prononcés des accès de fièvre. J'ai vu ces accès faire reparaître, à la fin de la cure, des engorgements que les eaux avaient dissipés. C'est pourquoi il ne faudra pas craindre d'administrer, en même temps que les eaux, les préparations de quinquina aux fébricitants ; il faudra aussi qu'elles soient prises principalement en boisson, attendu que les bains favorisent le retour des accès.

Si cependant la fièvre ne revient pas, il est à peu près certain que l'engorgement qui en est la suite, s'il n'est pas trop ancien ni trop volumineux, disparaîtra, par l'effet des eaux, avec plus de facilité que ceux qui dépendent de toute autre cause.

Il est admis aujourd'hui que l'engorgement de la rate est dû au sang qui s'est déposé dans les interstices de cet organe pendant la durée des accès. Le docteur Beau pense que le sang altéré par l'infection paludéenne frappe d'atonie et de relâchement le tissu contractile de la rate, l'élément vasculo-aréolaire, ainsi que la membrane d'enveloppe. Quant à l'élément glandulaire, il est comme fondu dans le tissu induré. Ce mode d'altération indique naturellement tous les avantages qu'on peut retirer de l'emploi des eaux de Vichy, attendu qu'en facilitant la circulation du sang, elles favorisent en même temps son retour dans le torrent de la circulation générale.

Ces engorgements, de même que ceux du foie, s'accompagnent presque toujours d'hydropisie plus ou moins considérable ; et la marche, après les repas copieux, augmente toujours les douleurs spléniques. Il est rare aussi que cet engorgement ne coïncide pas avec celui du foie, par suite de la solidarité qui existe entre ces deux organes.

La dose des eaux de Vichy, dans les obstructions de la rate, comme dans les maladies du foie, doit être portée assez haut pour qu'elles puissent agir avec efficacité. J'ai remarqué, dans ces cas, que la guérison était d'autant plus rapide et plus complète que les malades, pendant la cure, avaient été plus alcalisés.

Causes.—Les causes des maladies de la rate sont encore peu connues ; néanmoins, on ne peut révoquer en doute les effets produits sur cet organe par les accès de fièvre intermittente ; cette altération se fait remarquer surtout dans les fièvres provenant des pays où cette maladie est endémique, comme l'Afrique, La Rochelle, ou les environs de Rome.

Les malades de cette catégorie ne doivent pas ignorer que, d'après la connexité et les rapports intimes qui existent entre la rate, le foie et l'estomac, les causes qui influent sur ces derniers organes doivent agir sur elle d'une manière plus ou moins fâcheuse. Ils devront donc s'appliquer à éviter toutes les causes qui, comme nous l'avons vu plus haut, peuvent affecter ces organes, celles surtout qui sont de nature à rappeler les accès de fièvre, s'ils veulent, après avoir fait usage des eaux, soutenir ou rendre complète la guérison obtenue. Ils auront soin également de porter une ceinture pour maintenir la rate, et de manger peu à chaque repas.

L'observation suivante démontrera mieux encore ce qu'on peut espérer de la puissance des eaux dans cette maladie.

Engorgement de la rate, suite de fièvres intermittentes.—M. C***, après un séjour de cinq ans en Afrique, était malade depuis dix-huit mois, par suite de diarrhées ou de fièvres intermittentes; les accès avaient cessé depuis six mois environ avant son arrivée à Vichy, le 15 juillet 1847. Ce malade, âgé de vingt-six ans, est d'un embonpoint satisfaisant; mais son ventre est très-volumineux, par suite d'un engorgement considérable de la rate

qui déborde les fausses côtes de quatre à cinq travers de doigt. Cette partie du ventre est très-dou-
loureuse à la pression ; la marche et la respiration
en sont également gênées. L'estomac étant très-
fatigué, il boit pendant les quinze premiers jours
à la source de l'Hôpital, et, le reste du temps, à
la Grande-Grille ; la dose d'eau est élevée progres-
sivement à six verres par jour, avec un bain.
Après un repos de quelques jours, vers les deux
tiers du traitement, ce malade quitte Vichy, le
23 août, après avoir obtenu une grande amélioration. Le volume du ventre est bien diminué, mais
on sent encore la rate indurée en dehors des fausses côtes ; cette région n'est plus douloureuse à la
pression ; la marche et la respiration sont tout à
fait libres, et l'état général est on ne peut plus satisfaisant.

L'année suivante, je recevais de son médecin la
lettre suivante :

« C***, traité à Vichy pour une hypertrophie
« considérable de la rate, contractée sous le cli-
« mat d'Afrique, est revenu complétement guéri,
« et sa guérison s'est maintenue jusqu'à ce jour.
« 20 mai 1848. »

Les hydropisies du ventre ou des jambes, qui
sont consécutives aux engorgements du foie et de

la rate, caractérisant, dans ce dernier cas, la cachexie paludéenne, disparaissent également après la guérison des maladies qui intéressent ces organes, par un effet direct, ainsi que par leur action favorable sur l'ensemble des fonctions digestives, toujours en mauvais état dans ces sortes de maladies.

Engorgement de la matrice et des ovaires.

Il arrive presque toujours que les engorgements de la matrice ou des ovaires se forment d'une manière lente, progressive et insensible; ce qui fait que les femmes souvent ne s'aperçoivent de leur infirmité que longtemps après que la maladie existe. D'autres fois, des douleurs plus ou moins vives viennent signaler le début de l'affection; mais quelle est sa nature, comment s'opèrent ces sortes d'engorgements ? La réponse n'est pas toujours facile ; je citerai, pour y répondre, l'opinion émise par M. le professeur Andral : « Tous les en- « gorgements, dit, cet auteur, sont formés par une « matière concrète déposée dans les mailles et les « interstices du tissu malade, laquelle est formée « par le sang. »

La nature de l'affection nous indique évidemment que c'est à l'action des fondants et des résolutifs qu'il faudra s'adresser pour combattre cette maladie; et, sous ce rapport, les eaux de Vichy remplissent pleinement cette indication; il faudra seulement que l'application en soit faite aussitôt l'apparition des signes de l'engorgement, sans attendre qu'une dégénérescence cancéreuse ou squirrheuse se soit déjà manifestée. La quantité d'eau administrée devra être assez élevée pour saturer complétement l'acidité des humeurs; mais, comme l'estomac pourrait se fatiguer, j'ai pensé qu'on pouvait y suppléer par l'usage des lavements, lesquels, s'ils sont gardés, agissent comme des bains internes et procurent des effets d'une grande puissance.

La guérison des engorgements est toujours subordonnée à l'ancienneté ainsi qu'à l'étendue du mal; c'est pourquoi ceux qui sont récents et de nature purement inflammatoire se réduiront plus facilement que ceux qui datent d'un grand nombre d'années, ou qui se sont développés sous une influence diathésique cancéreuse ou squirrheuse, lesquels sont généralement réfractaires à l'action des eaux. Cependant il n'est pas rare de voir les malades de cette catégorie obtenir quelque soulagement et, souvent aussi, un arrêt de développement dans la marche de l'affection.

Causes. — Parmi les causes qui peuvent déve-

lopper les engorgements de la matrice, les plus
nombreuses paraissent se rattacher à la cessation
ou diminution du flux menstruel. C'est alors que
les femmes menacées d'engorgement se plaignent
de malaises, de pesanteurs, avec chaleur vers la
matrice ; c'est aussi vers cette époque que les règles, après avoir cessé depuis plusieurs mois, reparaissent souvent, avec plus ou moins d'abondance, sous l'influence des eaux de Vichy. A cette
cause d'engorgement par suppression du flux
sanguin, on doit ajouter les grossesses nombreuses, les accouchements laborieux, l'abus des rapports sexuels, les avortements pénibles, les chutes,
les efforts, ou les commotions qui portent leur
action sur la matrice, ainsi que les inflammations
aiguës directes.

Ovaires.

Si l'engorgement a son siége dans les ovaires,
et qu'il dépende d'une violente inflammation ou
d'un état congestionnel, on pourra compter aussi
sur des effets plus ou moins salutaires. Mais si ces
tumeurs tiennent à des liquides épanchés dans
l'intérieur de ces organes, à des hydropisies en-
kystées, à une dégénérescence squirrheuse, à des
polypes, il est évident que les eaux de Vichy ne

pourront, en pareils cas, avoir aucune efficacité, ou du moins cette efficacité sera fort douteuse.

Il faut, en général, pour que des maladies aussi graves offrent quelques chances de succès, prolonger l'usage des eaux et y revenir plusieurs années de suite, sans se décourager par la longueur du traitement ; parce que les remèdes, dans les maladies de cette nature, ne peuvent agir efficacement qu'autant qu'ils sont administrés avec persévérance, pendant un temps plus ou moins long.

Causes. — Parmi les causes prédisposantes des inflammations ou engorgements qui peuvent se développer dans les ovaires, on a signalé particulièrement la lecture des livres qui dirigent les idées vers les réunions sexuelles ; un mariage vivement désiré et non accompli ; l'avortement répété ; la cessation de la sécrétion laiteuse ; l'excès ou la privation des rapports sexuels.

Disons encore ici que ce n'est qu'en s'observant bien sur les causes qui auront pu contribuer à les rendre malades, que les femmes trouveront, après avoir fait usage des eaux, la consolidation des effets, plus ou moins salutaires, qu'elles auront pu y recueillir. (Voir sur cette maladie l'observation qui s'y rapporte, au chapitre *Lavements.*)

De la goutte.

L'effet des eaux minérales de Vichy, contre l'affection goutteuse, a été interprété jusqu'à présent de diverses manières : les uns font l'éloge de leur emploi, et les autres en blâment l'usage. Etranger aux deux opinions qui règnent depuis longtemps, je vais essayer, par l'analyse des phénomènes physiologiques et pathologiques qui caractérisent cette maladie, ainsi que par l'examen approfondi des moyens qui, jusqu'à présent, ont obtenu le plus de succès dans son traitement, de détruire cette incertitude désespérante pour les malades, et de reconnaître, enfin, ce que ces théories ont de fondé, abstraction faite des faits favorables ou nuisibles fournis à l'appui de chaque système en particulier.

Je passerai rapidement, puisque je n'ai pas à traiter ici de la goutte, sur la nature, les causes et les symptômes de cette affection, pour mieux approfondir les conclusions que nous devons en tirer concernant les résultats du traitement.

Cependant, quelques considérations générales sur les causes et la nature de la goutte doivent précéder cet exposé, afin d'éclairer l'opinion des malades sur la valeur du traitement alcalin. A

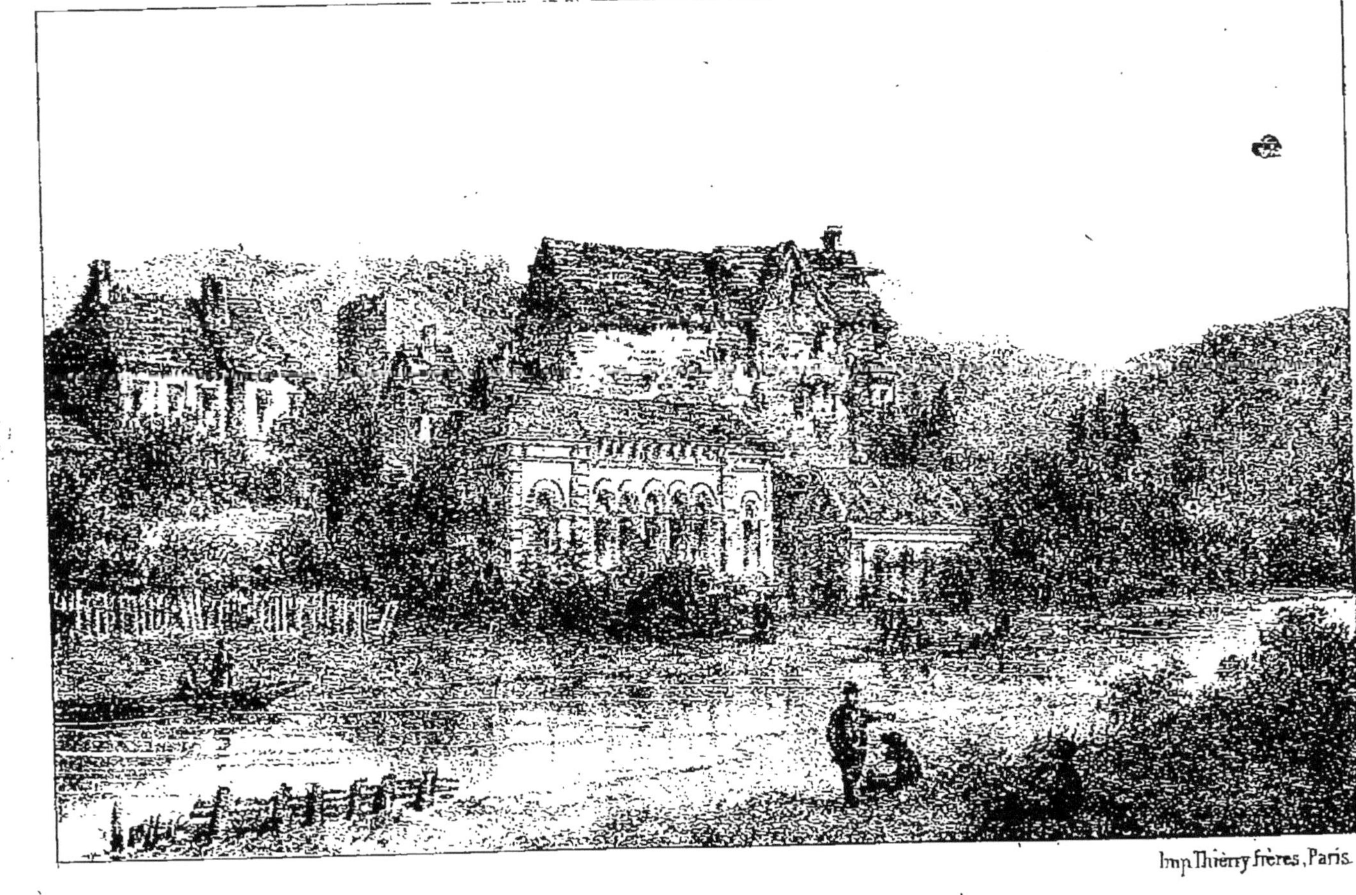

Imp. Thierry frères, Paris.

SOURCE ET ANCIEN COUVENT DES CÉLESTINS.

cet effet, je dirai, avec beaucoup d'autres médecins, que la goutte n'est point une maladie locale qui, établie sur un point, parcourt toutes ses périodes sans laisser aucun germe capable d'en provoquer le retour; mais bien une affection générale qui, à une époque, ordinairement périodique, se porte tantôt sur un point, tantôt sur un autre, pouvant, dans sa mobilité, affecter tous les organes, bien que son siége de prédilection soit les petites articulations des pieds ou des mains, et, en particulier, le gros orteil. C'est-à-dire que cette maladie joue le rôle de toutes les affections que nous appelons constitutionnelles, telles que la scrofule, la syphilis.

Nature. — La nature de la goutte est et sera toujours difficile à bien apprécier. Est-elle inflammatoire, comme la pneumonie? Non, car les antiphlogistiques ne la guérissent pas. Est-ce une maladie spécifique, qu'on puisse isoler, comme la syphilis, le virus vaccin? Pas davantage. Est-ce une affection nerveuse? La réponse sera tout aussi négative, puisque l'analyse des organes atteints, au moment de l'accès, indique que ce sont les tissus fibreux et les vaisseaux capillaires de la périphérie du point malade qui seuls sont affectés.

En résumé, la seule opinion qu'on puisse se

former à ce sujet, c'est que la goutte dépend d'une affection générale, liée à un état particulier inconnu ; à un vice dans le sang, héréditaire ou acquis ; ou bien encore à une modification de la nutrition ; ou à une disposition particulière, comme le dit le célèbre Barthez, de la constitution à produire un état spécifique goutteux dans les solides et les humeurs.

M. le professeur Andral, dans son *Cours de pathologie interne*, publié par M. A. Latour, s'exprime ainsi au sujet de la goutte : « Nous adop-« tons les opinions des médecins, qui consistent à « considérer la nature de la goutte comme double, « en quelque sorte, et formée de deux éléments : « l'un inflammatoire, ayant son siége dans le tissu « fibreux ; l'autre plus général, résidant dans le « sang altéré *par la présence de l'acide urique,* « qui vient se déposer autour des articula-« tions. »

La coexistence de l'acide urique avec la goutte a été remarquée, d'ailleurs, par tous les auteurs ; Sydenham, Morgagni ont dit aussi que la goutte engendrait des calculs rénaux. Mais ce qu'il y a de remarquable sous ce rapport, c'est que la majeure partie des goutteux sont, en naissant, en même temps graveleux ; de même, on a vu des parents goutteux donner naissance à des enfants graveleux, et des parents graveleux, à des enfants goutteux.

Causes. — Quant aux causes de la goutte, nous voyons bien les conditions au milieu desquelles elles se développent le plus ordinairement ; mais il n'est pas rigoureusement possible de les indiquer d'une manière certaine, attendu que l'observation journalière vient souvent donner un démenti formel aux hypothèses que l'on a émises. C'est pourquoi, pour ne pas nous perdre dans une énumération trop vague des causes déterminantes, nous dirons, après avoir admis, comme point essentiel, la prédisposition individuelle, que l'usage d'une nourriture trop succulente, fortement animalisée, l'abus des boissons alcooliques, les excès dans les plaisirs de l'amour, par l'affaiblissement qu'ils impriment au système nerveux, les travaux de l'esprit, une vie sans exercice, des veilles prolongées, les passions violentes et les chagrins, sont les principales causes ou conditions qui font éclore le germe du principe goutteux, ou bien qui l'engendrent chez les personnes qui, en venant au monde, n'en portaient point les éléments primitifs dans le sang. On donne à cette dernière espèce le nom de goutte acquise, tandis que la première est appelée goutte congénitale ou héréditaire.

Ce qui tendrait à prouver que ce sont là les causes véritables de l'affection goutteuse, c'est qu'on ne voit pas de goutteux chez les pauvres, car ceux qui se nourrissent de pain d'orge sont peu sujets à cette infirmité. Brown, à ce propos, a dit, avec raison, que les enfants des riches héritent de la goutte avec la fortune; mais qu'ils soient déshérités, ils ne l'auront point, à moins qu'ils ne la gagnent en s'exposant aux causes qui la produisent. D'après ce que nous venons de voir, trois choses, en résumé, peuvent donner la goutte : la table, les plaisirs et l'oisiveté.

Cette affection ne se manifeste guère que vers l'âge de quarante ans, alors que le corps est arrivé à la fin de sa croissance. Les enfants et les eunuques n'en sont point atteints; elle est beaucoup plus rare chez les femmes que chez les hommes, à cause surtout des évacuations mensuelles, mais plus encore, il faut le dire, en raison de leur sobriété. Cette dernière considération explique également l'absence de la goutte chez les habitants des pays chauds, et il faut y joindre l'influence des transpirations abondantes que la chaleur du climat provoque continuellement, lesquelles favorisent, comme un bienfait de plus, la sortie de l'acide urique.

On a admis en outre comme causes de la goutte,

certaines dispositions physiques ; qu'il fallait, par exemple, avoir la tête grosse et de l'embonpoint, une graisse molle et humide ; une constitution pléthorique, succulente, comme disait Sthal. Mais comme il n'est pas rare de voir des personnes maigres en être affligées, cette opinion ne saurait être fondée.

Formes.— On divise la goutte en goutte *aiguë* et en goutte *chronique*.

La première est appelée *inflammatoire, articulaire, régulière* ou *fixe*, à cause de la marche régulière qu'elle met à parcourir toutes ses périodes. Les accès ou attaques ont une durée qui varie de quelques jours à un mois ou six semaines ; ils ne paraissent, dès le commencement, qu'à de longs intervalles, un an et quelquefois plus tard.

Mais si les accès se répètent plus souvent, ils cessent d'être aigus pour passer à la seconde forme, et prendre le nom de goutte *chronique*. Dans ce cas, les douleurs apparaissent une ou deux fois par an, mais ordinairement au bout d'un certain temps les attaques se rapprochent davantage ; dès lors, les articulations affectées deviennent faibles et sensibles ; l'empâtement, qui autrefois disparaissait entièrement après l'accès, ne se dissipe plus aussi complétement ; les attaques sont moins douloureuses, mais elles durent plus longtemps, et ne laissent souvent qu'un ou deux mois de répit, ordinairement pendant l'été. Il arrive aussi que chez quelques personnes les douleurs ne disparaissent jamais entièrement : c'est alors qu'on voit se former autour des articulations des concrétions tophacées, composées d'urate de soude, d'une petite quantité d'urate de potasse, de chaux et de chlorure de sodium, concrétions qui déforment les pieds et les mains, et qui, après avoir rendu les mouvements articulaires difficiles, finissent bientôt par amener l'ankylose, ou la soudure des articulations malades.

La goutte chronique a une grande tendance à se déplacer, en se portant d'une articulation sur une autre ; on l'appelle alors goutte *irrégulière*. Mais si elle abandonne les articulations pour se porter sur un des organes intérieurs du corps, la tête, la poitrine, le cœur, l'estomac ou les intestins, elle prend dans ces cas le nom de goutte *viscérale* ou *remontée*.

Il existe encore une autre forme de goutte chronique, appelée goutte *larvée* ou *mal placée* ; celle-ci a des caractères plus difficiles à saisir que les précédentes : elle n'a point de siége fixe ; quelquefois le malade est pris tout à coup d'une douleur vive dans un des organes dont nous venons de parler ; mais si cette douleur subite coïncide avec un accès de goutte articulaire, et que celui-ci diminue pendant que le déplacement s'opère, dans cette circonstance la nature de la maladie sera facile à saisir, car il est à peu près certain qu'on aura affaire à une goutte *larvée* ou *masquée*. Mais, d'autres fois, elle apparaît subitement, sans que rien dévoile sa véritable nature. C'est pourquoi il ne faut jamais perdre de vue le principe goutteux dans toutes les affections qui se déclarent spontanément chez les individus nés de parents goutteux ou atteints de goutte acquise.

Je dois ici compléter cette instruction en indiquant les symptômes principaux qui caractérisent une attaque de goutte régulière, afin qu'on puisse la distinguer du rhumatisme articulaire. Cette attaque ou accès commence ordinairement par un malaise général, soif irrégulière, insomnie, inquiétudes, ennui, irritabilité de caractère. Puis ensuite le malade voit au bout de quelques jours se développer, pendant la nuit, sur l'une des articulations du pied, le plus souvent le gros orteil, une douleur rongeante, tensive, brûlante, avec gonflement de la partie malade. Le mal peut rester pendant toute l'attaque sur la même articulation ; on le voit aussi souvent se déplacer pour se porter subitement sur l'articulation du membre opposé. La fièvre qui se déclare dans les premiers jours est toujours en rapport avec l'intensité de l'attaque. L'accès se calme vingt-quatre heures après, vers le lever du soleil, par une abondante sueur, pour reprendre ensuite pendant la nuit.

Dans cet intervalle, les urines sont rares, enflammées, épaisses et sédimenteuses ; l'appétit se perd, l'estomac est gonflé, le ventre est resserré ; le malade éprouve de la pesanteur et des inquiétudes dans les différentes parties du corps. Cet état dure jusqu'à ce que la maladie se trouve emportée par la transpiration, par des urines abondantes ou d'autres évacuations. Tels sont les symptômes que l'on remarque le plus ordinairement dans l'état aigu et régulier de la goutte. Si cet état se prolonge, si les accès ne sont plus réguliers, la maladie prend alors, comme nous l'avons dit plus haut, le nom de goutte chronique.

Considérations sur le mode d'action des eaux de Vichy dans le traitement de la goutte.

Avant d'examiner cette action spéciale, il convient, je pense, de jeter un coup d'œil rapide sur les divers moyens employés pour guérir l'affection goutteuse, ceux du moins qui ont joui jusqu'à présent d'une certaine réputation. C'est ainsi que les médecins de toutes les époques ont été d'avis d'employer premièrement, comme traitement général : les sudorifiques et les diurétiques ; ensuite les altérants, c'est-à-dire les médicaments qui, administrés à des doses faibles, ont la propriété de changer d'une manière insensible, et sans provoquer d'évacuations excessives, l'état des solides et des liquides du corps ; secondement, comme traitement local, sur la partie malade, à titre de simples calmants : les liniments camphrés et opiacés, l'extrait de belladone, le chloroforme, les fumigations aromatiques ou bien avec les feuilles de tabac, les topiques émollients, laudanisés ; l'application de la flanelle, du taffetas ciré, des peaux de cygne ou de lapin.

Après avoir énuméré l'ensemble de tous les moyens admis comme base de traitement pour guérir la goutte, il est important d'examiner à présent si les eaux de Vichy ne réunissent pas les conditions essentielles pour arriver au même résultat, si elles ne renferment pas, en un mot, les propriétés générales attachées aux médicaments antigoutteux employés anciennement.

1° Comme sudorifiques : mes expériences prouvent que sous ce rapport, alors surtout qu'elles sont prises sous forme de bains, elles favorisent considérablement la transpiration cutanée, bien mieux encore que la bourrache, le sureau, la salsepareille ou le gaïac, que l'on emploie journellement dans ce but.

2° Comme diurétiques : eh bien, les mêmes expériences démontrent également que ces eaux provoquent une accélération de la sécrétion urinaire, phénomène plus énergiquement excité que par le nitre et le chiendent que l'on fait prendre habituellement aux goutteux.

Le colchique, qui constitue la partie active des pilules de Lartigue ou du sirop de Boubée, n'agit à dose modérée, telle qu'elle existe dans ces préparations, qu'à titre de sédatif ou de calmant.

Mais il ne faut pas perdre de vue cependant que son action, comme tous les remèdes de ce genre, n'est que palliative et purement temporaire, laissant, comme l'avait déjà observé Scudamaure, après avoir fait disparaître l'accès, le germe de la maladie dans le corps, ce que ne fait pas l'eau de Vichy, qui agit directement sur le vice ou principe goutteux.

3° Quant à la médication altérante, la seule qui puisse avoir une valeur positive dans le traitement de la goutte, les eaux de Vichy sous ce rapport ne laissent rien à désirer, car elles renferment une réunion de médicaments spéciaux qui ne permet pas qu'on puisse révoquer en doute

cette action thérapeutique. A cet égard, il suffira
de jeter un coup d'œil sur les éléments constitutifs
des eaux, pour voir que les substances qu'elles
renferment sont journellement employées comme
dépuratives, à l'effet de corriger les vices consti-
tutionnels, telles que l'iode, l'arsenic, le brôme,
le manganèse et le fer, et cela dans les proportions précisément les plus favorables à ce mode
d'opérer, c'est-à-dire à faibles doses ; c'est ainsi
qu'elles déterminent cette modification vitale qui
se traduit par des changements plus ou moins per-
sistants de circulation et de dépuration imprimés
au sang, ainsi qu'à nos humeurs viciées. Mais ici,
l'agent le plus important dans cet ordre de médicaments est, sans contredit, le bicarbonate de
soude, avec cette différence toutefois qu'il n'agit
pas seulement par une action spécifique, comme
le mercure sur le virus syphilitique, mais bien
par son action chimique, organique et vitale. Les
alcalis, disent MM. Trousseau et Pidoux, occupent
la première place dans la médication dépurative
altérante, car ils modifient le sang et, par suite,
nos organes et nos humeurs ; ils le liquéfient et
l'atténuent sans excitation préalable, analogue aux
antiphlogistiques, avec cet avantage que les effets produits sont bientôt assimilés ou éliminés
par les sécrétions naturelles. Ces divers phéno-

mènes de l'action des alcalis nous enseignent également que le traitement de la goutte par les eaux de Vichy n'est pas un traitement perturbateur, et qu'il ne peut, par conséquent, la déplacer ni la faire avorter d'emblée. Ce qui prouve de la manière la plus positive que les malades ne peuvent être exposés à aucun danger par ce mode de traitement.

Il faudra seulement, pour que l'action soit assez énergique, que l'alcalinité des humeurs soit suffisamment marquée. Ce phénomène, étant bien constaté, donnera la preuve que l'eau a pénétré partout, et que l'acide urique des humeurs goutteuses a été complétement détruit.

La nature favorable des eaux de Vichy pour le traitement de cette affection étant mise hors de doute par l'analyse des phénomènes chimiques et physiologiques, voyons maintenant ce qu'il convient de faire pour retirer de ce moyen de guérison le meilleur résultat possible : or, comme les goutteux qui se rendent à Vichy sont généralement atteints de goutte chronique, il est essentiel dans ces cas que les eaux leur soient administrées pendant longtemps, même après la saison, avec des intervalles de repos ; car il est à considérer que les remèdes, dans les affections constitutionnelles ou invétérées, n'agissent efficacement qu'autant qu'ils sont pris en petite quantité et continués pendant longtemps ; sans quoi l'on pourrait s'exposer à perdre le repos dont on aurait joui par l'effet de la cure. Les malades ne doivent pas oublier, non plus, que la goutte tend toujours à reparaître, de même que toutes les maladies qui tiennent à la constitution ; seulement, il ne faut pas abuser de ce moyen, ainsi que le font la plupart des malades, sans réfléchir qu'un remède assez puissant pour guérir peut aussi être très-puissant pour faire du mal. Mais malheureusement, et malgré toute la sévérité du traitement, les malades ne doivent pas espérer une guérison radicale, pas plus qu'on ne peut espérer changer radicalement la nature d'une mauvaise constitution , d'un vice congénital d'organisation ou d'une cause morbide incessante que l'on apporte en naissant : on peut bien la modifier, l'atténuer dans sa manière d'être, mais jamais la transformer complétement. Cependant l'observation prouve que les personnes qui ont fait usage des eaux de Vichy peuvent, en général, compter sur un grand soulagement dans l'intensité des symptômes, ainsi que sur l'éloignement des accès, dont l'intervalle dure quelquefois plusieurs années, sans que le malade éprouve les plus légères douleurs. Il faut dire, en un mot, que les eaux alcalines préser vent souvent, mais que cette préservation s'use et se détériore plus ou moins vite sous les efforts du temps, et plus encore par l'inconduite des malades. D'autres fois ces eaux échouent complétement, parce qu'il y a des personnes qui sont plus ou moins rebelles à ce moyen de guérison : ce sont là seulement des exceptions à la règle générale. Quoi qu'il en soit, nous devons ajouter que le traitement de la goutte par les alcalis n'est pas nouveau, puisque Van-Swieten, Corbone et bien d'autres médecins en faisaient usage de leur temps, et si, à cette époque, ils n'obtenaient pas d'aussi bons résultats que ceux qu'on obtient aujourd'hui, c'est qu'ils n'insistaient pas suffisamment sur la durée du traitement.

Quelques conseils préalables me paraissent devoir être donnés aux malades qui arrivent à Vichy. Dans le cas où ils se trouveraient sous l'influence d'une goutte *larvée* ou *remontée*, il faudrait rappeler la goutte sur une des extrémités inférieures, par le moyen des révulsifs sinapisés. Si, d'autre part, un accès venait à se déclarer pendant la cure, ce qui arrive assez souvent, il faudrait continuer avec modération, mais en buvant les eaux seulement, et ne prendre des bains que lorsque l'attaque serait entièrement dissipée et l'inflammation des parties malades apaisée, afin de ne pas réveiller ni entretenir la douleur des parties souffrantes.

Cette apparition des accès ne doit pas effrayer les malades, car elle est due souvent à l'excitation produite par les eaux, prises surtout sous forme de bains. C'est pourquoi je crois qu'il est préférable que le traitement, dans cette affection, ait lieu plus particulièrement sous forme de boissons qu'en bains, à moins que l'estomac des malades ne soit trop irrité, ou bien que les eaux ne soient pas tolérées, ce qui est rare, car cette tolérance est surtout remarquable parmi les goutteux.

Après les accès dont nous venons de parler, qui, généralement, sont de courte durée, on voit presque toujours les accidents goutteux se dissiper chez la plupart des malades, tels que le gonflement œdémateux des pieds et des jambes, la rigidité, la contracture des articulations ou des tendons musculaires, ainsi que le sentiment de douleur que fait éprouver la flexion dans les divers mouvements articulaires ; de telle sorte que beaucoup de malades, qui, en arrivant, marchaient avec une peine extrême, ont pu quitter Vichy sans secours aucun, fléchissant librement et sans douleur des articulations qui, auparavant, étaient presque inflexibles. Toutefois, je n'ai pu remarquer, il faut le dire, des effets aussi salutaires sur les concrétions tophacées. Anciennes, ces altérations de la goutte chronique sont peu accessibles à l'influence alcaline, alors surtout qu'elles sont parvenues à souder les articulations depuis longues années.

Hygiène des goutteux.

Les conseils hygiéniques, indiqués plus loin aux personnes qui doivent faire usage des eaux de Vichy, pourraient convenir également aux goutteux ; cependant, comme cette question fait partie intégrante du traitement de la goutte, je crois utile de tracer ici quelques règles générales, que ces malades feront bien de suivre après avoir quitté Vichy.

Régime alimentaire.

La seule recommandation à faire aux goutteux, sous le rapport du régime, doit être formulée ainsi : *Point de privations excessives, mais aussi point d'excès.* C'est là, disons-le tout d'abord, la partie du traitement la plus difficile à observer, mais aussi la plus essentielle, puisque tous ceux

qui ont eu le courage de se soumettre à un régime
sévère ont été, par ce seul fait, soulagés, et même,
dit-on, guéris.

C'est pourquoi celui qui aura fait un usage
quotidien de liqueurs alcooliques, même en petite
quantité, ou de viandes trop succulentes, devra
s'en abstenir ; car l'influence d'une semblable
alimentation est d'autant plus nuisible, que les
urines des goutteux déposent toujours, ou tout
au moins pendant l'accès, de l'acide urique ; et ce
qui prouve que cette alimentation est réellement
nuisible, c'est que ce dépôt d'acide urique a lieu
également chez les personnes qui ne sont pas goutteuses, toutes les fois que, la veille, elles ont fait
un dîner copieux en matières animales, ou pris
trop de liqueurs fortes fermentées.

Cependant, bien que le régime animal ne con-
vienne point en principe, il ne faudrait pas se
renfermer dans une nourriture entièrement végétale ; un régime animal, avec prédominance
d'aliments de nature végétale, doit être, pour le
goutteux, sa règle de conduite.

Les œufs, le chocolat et le laitage sont des substances qui sont parfaitement convenables aux
goutteux. Le poisson seulement doit être pris avec
modération, à cause de quelques propriétés excitantes qui leur sont peu favorables ; tous les végé-

taux cuits, sauf ceux qui sont acides, sont utiles, surtout lorsqu'ils sont frais.

Il n'est pas nécessaire de se priver de vin ; celui de Bordeaux me paraît le plus convenable de tous ; le thé et le café légers peuvent être permis, s'ils n'excitent pas les nerfs.

La bière et le cidre doivent être rejetés, parce que ces boissons sont acides, et qu'il est reconnu, en outre, qu'elles favorisent l'embonpoint, auquel les goutteux sont très-disposés.

Les acides, sous toutes les formes, sont particulièrement défendus ; ils l'étaient scrupuleusement déjà, ainsi que le vin, par l'école de Boerhaave. Il faut, à tout prix, que les goutteux empêchent la formation de l'acide urique, un des signes les plus saillants de l'altération des humeurs. Il faudra qu'ils évitent, avec le même soin, les écarts de régime, car il est rare qu'ils ne provoquent pas, immédiatement après, le retour des accès ; et cela est si vrai, qu'on a vu la goutte revenir sous l'influence d'un repas trop succulent ou d'une boisson acide, comme la limonade, le vin, ou même des fruits.

Il est évident, dans tout cela, qu'en modifiant l'alimentation, on change la nature des humeurs et la constitution individuelle.

Exercice.—« Goutte bien tracassée est à moitié pansée », a dit La Fontaine. Ce moyen de diminuer la goutte est reconnu aujourd'hui par tout le monde ; il a cet avantage que, par l'exercice, on favorise le jeu des articulations, la transpiration et la circulation. Mais, pour que ce moyen soit salutaire, il faut deux conditions : 1° qu'il n'aille pas jusqu'à la fatigue ; 2° qu'il soit fait tous les jours avec régularité, à pied, à cheval ou en voiture, s'il y avait impossibilité absolue de faire autrement.

Vêtements.—Il faudra que les goutteux portent de la flanelle sur la peau ; ce moyen a pour but de mettre les malades à l'abri des refroidissements, et de frictionner le corps d'une manière douce et continue, ce qui ne doit pas les empêcher de pratiquer, de temps en temps, des frictions sèches sur toutes les parties du corps avec les mains, ou mieux encore avec une brosse.

Veilles et *passions.*—Les veilles, énervant le corps, amènent des palpitations nerveuses, et provoquent une excitation maladive ; de même que les émotions morales qui ont pour résultat de jeter le trouble dans les fonctions digestives, et de multiplier, par ce moyen, les matériaux de l'affection goutteuse. Il faudra, par conséquent, les éviter.

Mais, hâtons-nous de dire que ce sont là de ces recommandations que les goutteux précisément

n'observent guère, bien qu'ils soient prévenus
que tout ce qui tend à augmenter la prédominance du système nerveux a une influence
marquée sur le retour des accès. Mais l'impres-
sionnabilité des malades dans cette affection est
si facile à mettre en mouvement, que Guy-Patin
disait, en parlant des goutteux : « Quand ils ont
la goutte, ils sont à plaindre ; quand ils ne l'ont
pas, ils sont à craindre. »

Bains.—Les bains, généralement, ne conviennent pas aux goutteux, parce qu'ils rendent le
corps très-impressionnable aux influences atmosphériques. A Vichy, beaucoup de malades, dans
cette position, ne prennent que très-peu de bains;
et je puis ajouter ici que le traitement en boisson
seulement a procuré à certains malades des résultats tout aussi satisfaisants que s'ils avaient
pris les eaux sous les deux formes.

Habitation. — Les goutteux auront soin de
choisir un climat chaud et doux, afin de favoriser le plus possible la transpiration cutanée. Cette
fonction de la peau est souvent si puissante qu'on
a vu des accès avorter sous l'influence d'une abondante transpiration.

Maintenant, que faudra-t-il faire pour annuler
la cause prédisposante de la goutte et empêcher
la cause déterminante de se produire ? La réponse

est facile, tout le monde la comprendra d'avance;
mais il faut, pour réussir, que ceux qui se trouvent dans une situation constitutionnelle aussi fâcheuse aient le courage, s'ils veulent guérir, de
s'imposer des privations, de réformer leurs jouis-
sances. C'est la première condition à laquelle ils
doivent se soumettre, s'ils veulent que le médecin
et le remède leur rendent la santé. Alors, mais
alors seulement, les eaux minérales de Vichy pourront être utilement appliquées, non-seulement
pour détruire le mal déjà existant, mais encore
pour placer l'individu dans une position de santé
durable, en introduisant dans l'économie l'alcali
qui lui fait défaut, but que l'on atteindra particulièrement par l'usage de ces eaux.

Mais, avant de commencer le traitement, les
malades devront se présenter préalablement à leur
médecin, afin que celui-ci puisse s'assurer de
l'état réel de l'estomac et des organes internes,
et savoir de lui s'il n'y a pas contre-indication,
ou bien encore s'il ne faudrait pas modifier les
eaux, en les mélangeant avec d'autres boissons.
Toutes ces précautions sont de la plus grande utilité pour éviter que la goutte articulaire, toujours
bénigne, ne se transforme par imprudence en
goutte interne ou viscérale, plus dangereuse que
la première, et très-souvent mortelle. C'est, sans

doute, pour avoir oublié cette règle si importante de conduite, que quelques malades ont éprouvé parfois des effets plus nuisibles qu'utiles, attribués à l'action des eaux, alors qu'ils n'auraient dû accuser de cet insuccès que la position intempestive de leur estomac ou des autres organes de l'économie. Ce qu'il y a de certain, c'est qu'aucun exemple de déplacement du principe goutteux, par l'usage des eaux de Vichy, prises convenablement, n'est jamais venu à ma connaissance.

Rhumatisme.

Les points de contact nombreux qui existent entre le rhumatisme et la goutte, les résultats favorables que j'ai observés, concernant le rhumatisme musculaire, sciatique ou articulaire, sur des malades venus à Vichy pour toute autre affection, me permettent d'exprimer aujourd'hui, d'après les relevés que j'en ai faits, que les rhumatisants trouveront dans les sources de Vichy un puissant moyen de guérison dont les effets peuvent être rapportés non-seulement à leur thermalité, qui, dans la plupart des établissements, constitue la seule vertu curative des eaux, mais encore à la nature particulière des éléments minéralisateurs qu'elles renferment, avec d'autant

plus de raison, que le bicarbonate de soude est généralement employé aujourd'hui, à cet effet, par
la plupart des médecins.

Gravelle.

La gravelle est une maladie caractérisée par la
présence de petits graviers, ordinairement rou-
geâtres, rendus avec les urines, ou se déposant
bientôt après leur émission, tantôt sous forme
pulvérulente (sables), d'autres fois sous forme cris-
talline, de volume, de couleur et de densité va-
riables (graviers ou calculs).

Causes. — Les causes de la gravelle, disons-le
tout d'abord, ont la plus grande analogie avec
celles de la goutte; et ce qui le prouve, c'est
qu'elle est toujours provoquée par un régime
semblable, c'est-à-dire trop succulent, par des
aliments trop échauffants, des vins généreux, des
liqueurs spiritueuses; de même aussi par des
aliments ou boissons de nature acide, tels que
l'oseille, les fruits, le vinaigre ou la bière. Toutes ces choses, d'ailleurs, sont si contraires aux
personnes disposées à la gravelle, que M. Magen-
die, qui a étudié particulièrement l'influence du
régime sur la production des calculs urinaires, a
démontré que, chez l'homme ou les animaux qui

se nourrissent d'aliments azotés, tels que la chair, le poisson et les œufs, l'urine renferme toujours une quantité considérable d'acide urique ; tandis que si la nourriture est purement végétale, et non acide, les urines n'en présentent pas de traces.

On a placé en seconde ligne, mais seulement comme causes indirectes, le défaut d'exercice, les émotions, la fatigue, les privations, ou bien une trop petite quantité de boisson, laquelle serait insuffisante pour dissoudre l'acide urique formé naturellement par les reins. A toutes ces causes on peut ajouter celles qui sont de nature à diminuer la quantité de l'urine, telles que des sueurs abondantes, une diarrhée considérable, un obstacle à l'émission de l'urine, ou l'abus d'aliments trop salés, qui, d'après les expériences de M. Barral, augmentent considérablement la quantité d'acide urique dans cette humeur. Nous devons avouer, en outre, que la gravelle est souvent aussi le résultat de causes que nous ne pouvons apprécier ; car il est beaucoup de personnes chez lesquelles l'organisme seul produit et favorise le retour des graviers ou des calculs dans certaines conditions passagères et permanentes de la vie, par suite d'une diathèse que l'on peut appeler *lithique*.

Quant aux symptômes qui caractérisent cette

affection, les malades connaissent trop les douleurs vives et déchirantes de la gravelle, connues sous le nom de coliques néphrétiques, pour qu'il soit utile d'en parler ici.

Quant au mode d'action des eaux, il est évident aujourd'hui, pour tous les hommes de bonne foi, que la disparition des graviers est due à l'action chimique du bicarbonate de soude, qui, introduit dans le corps et charrié par le sang, se combine avec l'acide urique partout où il le rencontre, pour former un urate de soude plus soluble que lui, qui s'échappe au dehors par les émonctoires naturels, l'urine et la sueur ; et ce qui prouve que c'est bien là la cause de cette dissolution, c'est que les remèdes de Mlle Stephen, de Jurine et de Whyt, qui, depuis plus d'un siècle, ont joui d'une réputation méritée, ne sont autre chose que des solutions alcalines de sous-carbonate de soude, de potasse ou de chaux. Mais ce qui démontre bien mieux encore que la dissolution de cet acide ne tient qu'à l'alcalinité des eaux de Vichy, c'est qu'aussitôt que la prédominance alcaline a lieu, ou bien seulement que l'acidité des urines diminue, car il n'est pas toujours nécessaire qu'elles arrivent jusqu'à l'alcalinité pour empêcher l'acide urique de se précipiter, on voit immédiatement les sables et même les petits calculs disparaître entièrement. Il ne faudrait pas croire cependant que dans cette action tout se borne à une opération purement chimique sur les calculs : il y a aussi des phénomènes de nature organique et vitale; car beaucoup de personnes restent plusieurs mois, et même des années, sans rendre de nouveaux graviers, ni des urines briquetées, après avoir cessé l'usage des eaux. Cela prouve que le remède a dû modifier le sang, la substance des reins, ou l'économie tout entière, puisque les urines ont pu reprendre leur état normal, sans laisser déposer, comme auparavant, de l'acide urique. Il ne faut pas oublier non plus que cette maladie tend toujours à reparaître, de même que la goutte, et que son traitement doit être prolongé. A cet effet, il faut que les malades fassent un usage presque habituel des eaux de Vichy, en se reposant de temps en temps, sans avoir à craindre que cet usage prolongé avec modération puisse jamais être nuisible à la santé. Et cela est si vrai, « que dans les fabriques, dit D'Arcet, où l'on extrait du sel de soude de la soude brute, il y a des ouvriers qui passent leur vie à piler, tamiser et embariller le sel de soude, de telle sorte que les parois des murs et les vêtements des ouvriers en sont tout couverts. Ces ouvriers passent dix heures par jour dans ces ateliers, sans prendre aucune précaution ; ils doivent, par conséquent, y respirer et avaler une grande quantité de sel de soude ; or, ceux qui y travaillent depuis six à sept ans, ayant été interrogés, ont déclaré qu'ils n'y éprouvaient aucune incommodité ; qu'ils y avaient seulement plus tôt faim, et plus faim que dans les autres ateliers de la fabrique ; qu'ils étaient, en général, plutôt constipés que relâchés. J'ai, en outre, dit également D'Arcet, constaté que l'urine de ces ouvriers était rarement acide, et presque toujours fortement alcaline. »

Il ne suffit pas, malgré tout cela, de faire seulement usage des eaux de Vichy, pour se croire à l'abri de la gravelle ; il y a encore d'autres indications à remplir : il faudra nécessairement diminuer la formation de l'acide urique, par l'abstinence, ou tout au moins par la diminution des aliments trop animalisés, et la privation de boissons acides ou spiritueuses, et se contenter d'une alimentation pour ainsi dire végétale, ainsi que de l'usage habituel d'une grande quantité de boissons aqueuses ; car, d'après l'opinion de divers auteurs, la formation des calculs est, la plupart du temps, dépendante de la nourriture prise par les malades.

Si maintenant nous voulions examiner ici la

cause ou les causes qui produisent la gravelle, il nous serait impossible, après avoir compulsé tous les auteurs, de trouver d'autres causes, d'autres motifs à cette maladie, que les causes et les motifs dont nous venons de parler au sujet de la goutte : il n'y aurait sous ce rapport rien à ajouter, ni rien à retrancher ; ce qui démontre de la manière la plus évidente que le traitement de cette affection doit être aussi celui de la goutte, puisque les causes prédisposantes et déterminantes sont absolument les mêmes. Cela est si vrai, que la goutte précède quelquefois la gravelle, et d'autres fois c'est la gravelle qui commence, et qu'enfin les concrétions engendrées par la néphrite et la diathèse goutteuse ont une composition chimique identique.

Or, comme il a été démontré dans tous les temps, physiologiquement et chimiquement, de la manière, par conséquent, la plus positive, que les eaux alcalines de Vichy agissaient avec la plus grande efficacité contre la gravelle, nous sommes fondé à admettre que cette vertu sera tout aussi puissante pour la goutte. Les faits d'ailleurs que j'ai observés confirment pleinement cette manière de voir [1].

---

[1] Les exemples nombreux de guérison que j'ai observés, depuis que je viens à Vichy, confirment en tout point ces dé-

Je dois dire ici, dans l'intérêt des malades, comme aussi dans l'intérêt des eaux de Vichy, en m'appuyant d'ailleurs sur des faits démontrés par la science, que les diverses eaux minérales possèdent des propriétés curatives bien différentes, suivant qu'elles sont neutres, acides ou alcalines. Les neutres, comme celles de Contrexeville et tant

ductions théoriques. Ces résultats pratiques, que je ne puis rapporter ici sans sortir du cadre que je me suis tracé, feront l'objet d'un travail spécial que je publierai plus tard, et qui renfermera non-seulement toutes les observations recueillies avec soin, concernant la goutte et la gravelle, mais encore toutes les maladies pour lesquelles on a recours aux eaux alcalines de Vichy. Ce travail statistique, dont je possède une partie des éléments, ne pouvant être établi d'une manière exacte que sur la durée des guérisons, exige par conséquent plusieurs années d'épreuves appuyées sur des certificats constatant l'effet consécutif des eaux. Ces certificats, qui me sont régulièrement envoyés, sont classés tous les ans au commencement de la saison et mis à l'appui des observations primitives, afin de rendre cette statistique sur la vertu et la puissance réelle des eaux aussi exacte que possible. Elle servira, j'aime à le croire, à remplir les nombreuses lacunes qui existent encore dans la connaissance des propriétés des eaux de Vichy ; car la science ne peut se faire que par la constatation d'un grand nombre de faits indiquant le tempérament des malades, leur âge, l'invasion de la maladie, les symptômes graves apparus par suite des divers traitements déjà employés, les changements opérés pendant la cure, et l'état des malades après la saison. Des observations ainsi recueillies permettront aux médecins éloignés des sources de pouvoir mieux apprécier, que par des notions vagues et incertaines, la propriété des eaux et d'en prescrire l'emploi avec plus d'à-propos et de succès.

d'autres, réputées comme guérissant la gravelle et la pierre, n'agissent que par la quantité d'eau que les malades boivent; elles *entraînent* les graviers bien plus qu'elles ne les fondent, comme pourraient le faire d'ailleurs les premières eaux venues, si on les prenait dans les mêmes proportions; tandis que les sources alcalines, comme celles de Vichy, ou acides, comme celles de Seltz, agissent par leur nature chimique spéciale, c'est-à-dire en *dissolvant* et en *entraînant* tout à la fois, ce qui leur donne une puissance double et une vertu réellement curative.

Je dois également prévenir les malades que les eaux à base alcaline seraient plus nuisibles qu'utiles, qu'au lieu de diminuer la maladie, elles ne pourraient, au contraire, que l'aggraver si, avant d'en commencer l'emploi, ils ne faisaient analyser par leur médecin les divers produits expulsés par les urines, afin que celui-ci puisse s'assurer de la nature des dépôts graveleux; de cette manière, ils pourront attendre sans crainte, comme aussi sans danger, le résultat salutaire de la puissance médicale des eaux.

Les individus qui ont été opérés de la pierre, et qui viennent à Vichy pour consolider leur guérison, ou rétablir les fonctions de la vessie, altérées par le séjour de la pierre ou par les fatigues de l'opération, doivent apporter aussi des fragments de leurs calculs pour les soumettre à l'analyse.

Il serait facile de trouver à l'appui de cette sage recommandation un grand nombre d'observa — tions ; une seule suffira pour démontrer, je pense, toute la gravité de la question : M. R... rendait tous les jours, par suite de l'usage des eaux de Vichy, des quantités plus ou moins considérables d'un sédiment blanc, granuleux, d'autant plus abondant qu'il buvait davantage. Après avoir fait l'analyse de ce dépôt, je reconnus qu'il était formé de phosphate de chaux. Ce malade, avant d'entrer à l'hôpital, avait déjà fait un traitement d'un mois à Vichy. Ce phénomène, tout à fait insolite pour lui, puisqu'il voyait les produits des autres se dissoudre par l'eau alcaline, frappa son attention. Le médecin qu'il avait consulté avant d'entrer à l'hôpital l'avait du reste rassuré en lui disant que ce phénomène se produisait assez souvent, et que, d'ailleurs, c'était un bon signe, puisque les eaux avaient la propriété d'expulser les graviers des reins et de la vessie. Ce résultat, loin d'être salutaire, est au contraire très-fâcheux, vu que les alcalis, en saturant les acides, ont tous la propriété de précipiter ce sel qui n'existe en dissolution dans les urines qu'à la faveur des acides libres qu'elles renferment naturellement.

C'est ce qui arrive lorsqu'on boit assez d'eau de Vichy pour rendre les urines alcalines, d'acides qu'elles étaient auparavant ; et d'ailleurs , la preuve que le précipité était bien le résultat de l'action alcaline, c'est qu'il cessait de paraître lorsque M. R... suspendait son traitement. Il m'a été facile, en outre, de reproduire plusieurs fois ce précipité en versant directement de l'eau minérale de Vichy dans les urines de ce malade, lorsque la veille il n'avait pas fait usage de cette eau. Cette personne, comme on le pense bien, quitta immédiatement Vichy, les eaux ne pouvant que lui être funestes et donner lieu peut-être avec le temps à un calcul vésical.

De tels exemples sont très-fréquents à Vichy, il me suffira de les avoir signalés pour éveiller l'attention des malades.

Il arrive quelquefois qu'avec la gravelle blanche ou de toute autre nature, on trouve dans le même dépôt de l'acide urique : dans ce cas, il faudra que le malade prenne pendant plusieurs jours les eaux de Vichy, et consacre le reste de la saison à l'usage des eaux acides. J'ai pensé qu'il était utile, dans le but de guider les malades et de les préserver des fâcheuses conséquences dont je viens de parler, de donner ici la composition des divers sédiments ou dépôts qui sont rendus avec les urines. Le rang qu'ils occupent sur la liste indiquera aussi leur fréquence dans la nature.

1º Acide urique.
2º Urate d'ammoniaque.
3º Phosphate de chaux.
4º —   —   et phosphate de magnésie.
5º Phosphate ammoniaco-magnésien.
6º Oxalate de chaux.
7º Oxyde cystique.

Tous ces sédiments renferment presque toujours aussi un peu de mucus animal. On voit, d'après ce tableau, que l'eau de Vichy doit être favorable aux deux premiers ainsi qu'au dernier de
ces produits ; mais que, pour les autres, il y aurait danger à en conseiller l'usage, parce que les
dissolvants des phosphates et des oxalates sont les
acides, tandis que les alcalis, étant d'une nature
tout opposée, disposent à la précipitation et précipitent en effet les phosphates naturels renfermés
dans les urines, comme ils le feraient dans tout
autre liquide.

Quelques personnes se préoccupent parfois et
m'ont souvent demandé l'explication d'une pellicule reflétant les couleurs de l'iris, qui se forme
à la surface de l'urine pendant qu'on fait usage
des eaux alcalines. Cette pellicule est produite
par du phosphate ammoniaco-magnésien , qui,

n'étant soluble qu'à la faveur, comme je le disais plus haut, des acides libres de l'urine, se forme dès que cette sécrétion commence à devenir alcalescente.

Les soins hygiéniques que doivent prendre les personnes qui ont la gravelle sont les mêmes que pour la goutte, par suite de l'affinité réelle qui existe dans les causes et la nature des deux affections. C'était aussi l'opinion de Scudamaure, qui dit : que les goutteux, sans exception, sont, à une époque quelconque, attaqués par la gravelle.

Calculs urinaires.

Tout ce qui vient d'être dit au sujet de la gravelle, sous le rapport des causes, du traitement ou des soins hygiéniques à prendre , pendant , comme après la cure, s'applique également aux affections calculeuses ; mais avec cette différence toutefois, que la gravelle, étant un produit solide plus ou moins divisé, doit être, par conséquent, plus facile à dissoudre que les calculs urinaires, dont les molécules sont plus nombreuses et plus fortement soudées ensemble par une matière animale ou mucus.

L'analyse chimique doit également indiquer aux malades s'ils peuvent, ou non, faire usage avec fruit des eaux minérales de Vichy ; à cela, je dois cependant ajouter que, quelle que soit la nature des calculs, s'ils sont volumineux, on ne doit espérer ni dissolution ni désagrégation radicales, et qu'il faudra, sans plus tarder, avoir recours à l'opération de la taille ou de la lithotritie, comme le moyen le plus sûr de guérison, et ne pas attendre des résultats qui ne pourraient être que chimériques. Toutefois, la théorie, ainsi que les expériences que j'ai faites, me permettent de conclure que si, comme dans la gravelle, des calculs d'un très-petit volume et de nature convenable existaient dans la vessie, il y aurait peut-être possibilité d'obtenir par les eaux de Vichy une dissolution ou bien une désagrégation entière, après avoir fluidifié préalablement le mucus animal qui sert de lien aux molécules salines ; car on doit considérer les urines dans la vessie comme étrangères, pour ainsi dire, à l'organe qui les contient, lequel est soumis à leur action comme à un liquide qui viendrait de dehors.

Voici, dans tous les cas, les conclusions de deux rapports faits à l'Académie de médecine sur cette question, d'après l'invitation du ministre du commerce, et dont M. Bérard était le rapporteur, à la date du 9 avril 1839, t. III du *Bulletin de l'Académie.*

Dans ces conclusions générales il est dit : « Des faits, des expériences, des raisonnements exposés dans ce rapport, nous tirons les conclusions suivantes :

« 1° Les concrétions urinaires sont attaquées par l'urine, lorsque celle-ci est devenue alcaline par suite de l'usage des eaux thermales de Vichy , prises en bains et en boisson.

« 2° Il n'est pas prouvé que des concrétions urinaires d'un volume assez considérable pour constituer de véritables calculs aient été entièrement guéries par ces eaux.

« 3° Cette guérison n'est nullement impossible, elle offre même de grandes probabilités.

« 4° La question ne peut être jugée que par expérimentation.

« 5° L'expérimentation ne paraît pas offrir de dangers. »

M. O. Henry, chargé ensuite d'analyser les calculs pour éclairer la Commission, ajoute :

« 1° Que l'eau minérale naturelle de Vichy, ainsi, probablement, que toutes les eaux alcalines gazeuses, agit d'une manière non douteuse sur les calculs des voies urinaires ;

« 2° Que les effets de l'eau minérale sur ces calculs consistent, non-seulement dans la dissolution de plusieurs principes de ces concrétions, mais encore dans la désagrégation de leurs ingrédients : d'où résulte, d'une part, la diminution de volume de ces calculs, diminution qui peut amener leur expulsion naturelle hors de la vessie par les urines ; de l'autre, leur division naturelle, qui conduit aux mêmes résultats ; ou enfin leur plus grande friabilité, qui favorise singulièrement les efforts mécaniques de la lithotritie pour les réduire en poudre.

« 3° Que les calculs mis directement en contact avec l'eau de Vichy, et les fragments rendus naturellement par des calculeux soumis à une certaine médication par cette eau minérale, offrent des traces évidentes de l'action dissolvante ou désagrégeante de ce liquide, soit dans leur diminution en poids, soit dans les nouvelles formes qu'ils présentent. »

Mais il est, ce me semble, une remarque fort importante à faire au sujet de ces deux rapports ; c'est qu'on n'a pas spécifié par l'analyse la nature chimique des calculs mis en expérimentation, ce qui était cependant indispensable à connaître ; attendu que pour les uns on aurait pu apprécier la propriété dissolvante des eaux, et pour les autres, les phosphates ou oxalates, leurs forces désagrégeantes. Quoi qu'il en soit de cette omission, le lecteur comprendra, d'après ce que j'ai dit plus haut, que s'il y a des avantages à obtenir par la simple action désagrégeante des eaux alcalines, à l'égard des produits salins insolubles, il y a aussi de graves inconvénients à redouter, à cause de la précipitation des phosphates par la saturation des acides naturels des urines ; ce à quoi la Commission de l'Académie n'a pas fait attention en expérimentant, en dehors du liquide urinaire, comme elle l'a fait, ce qui n'est pas la même chose que d'expérimenter directement dans l'eau des sources ; avec d'autant plus de raison que les urines des personnes calculeuses indiquent déjà qu'elles sont très-chargées des éléments salins du genre des calculs, et que s'ils sont de nature phosphatique, un précipité de ce genre doit se former en même temps que la désagrégation des pierres. Cet inconvénient, il est vrai, ne serait pas à craindre si le calcul était d'acide urique ou d'urate d'ammoniaque. Ces réflexions viennent s'ajouter naturellement à ce que je disais, au commencement de ce chapitre, sur l'action peu favorable des eaux alcalines à l'égard des calculs urinaires de nature phosphatique ou oxalique.

Les calculs vésicaux que l'on trouve chez l'homme se présentent dans l'ordre suivant. Le lecteur jugera, s'il est malade, en s'en rapportant à ce que j'ai dit à propos de la gravelle, dans quelle catégorie il doit être placé, et, par conséquent, quelles sont les chances de guérison qu'il doit espérer des eaux alcalines.

1° Sur 64 calculs que M. Chevalier a analysés, il en a trouvé :

52 d'acide urique ou d'urate d'ammoniaque ;
6 de phosphate de chaux ;
4 de phosphate ammoniaco-magnésien ;
2 d'oxalate de chaux.

2° Sur 141 calculs que ce célèbre chimiste a analysés pour M. Civiale, il y en avait :

121 d'acide urique et d'urate d'ammoniaque ;
8 de phosphate de chaux ;
7 de phosphate de chaux ammoniaco-magnésien ;
1 d'acide urique, de phosphate et d'oxalate de chaux ;
3 d'acide urique et de phosphate.
1 d'oxalate de chaux.

Il faudra, règle générale, et quelle que soit la nature des produits vésicaux, éviter que l'urine ne séjourne longtemps dans la vessie, par cette considération que plus un liquide sécrété séjourne dans un organe, plus il devient concentré, parce que les parties aqueuses y sont résorbées ou volatilisées.

Catarrhe vésical.

Le catarrhe vésical, ou cystite muqueuse, est ordinairement le résultat d'une inflammation aiguë de la membrane muqueuse de la vessie, passée à l'état chronique. Cette maladie se caractérise par la présence d'un mucus plus ou moins épais, collant et abondant dans les urines. D'autres fois, ce mucus se présente sans indication précise d'aucun phénomène inflammatoire, déterminé, sans doute, par un trouble ou une modification vitale des glandes muqueuses de la vessie.

Causes.—Les causes qui peuvent donner lieu au catarrhe vésical sont très-nombreuses : les unes sont appréciables, et les autres ne le sont pas. Dans la première catégorie on doit placer, en première ligne, la présence dans la vessie d'un corps étranger, d'une pierre ou d'une sonde restée trop longtemps à demeure ; l'inflammation aiguë des tuniques de la vessie, de la prostate ou du canal de l'urètre directement, ou bien par suite d'injections plus ou moins irritantes ; l'atonie ou la paralysie complète ou incomplète de la vessie ; les obstacles ou rétrécissements du canal ; l'engorgement de la prostate ou du col de la vessie. Il existe encore d'autres causes qui se rattachent à la profession, celles, par exemple, qui exigent une attitude assise et prolongée ; les marins y sont aussi très-disposés dans leurs dernières années.

Cette maladie peut également se déclarer par suite du déplacement d'une affection dartreuse, goutteuse ou rhumatismale ; d'une nourriture composée exclusivement de substances animales ou de liqueurs fortes ; elle peut se développer également sous l'influence d'un séjour prolongé dans des lieux froids et humides, dans une atmosphère chargée d'humidité, comme celle de l'Angleterre et de la Hollande ; la suppression de la transpiration habituelle, celle des pieds en particulier, peut en être la cause, de même qu'une boisson glacée, prise au moment où le corps est en sueur ; l'abus des diurétiques, ainsi que les excès dans les rapports sexuels, favorisent également le catarrhe vésical.

Cette maladie paraît se développer aussi sous l'influence d'un état nerveux du canal ou du col de la vessie. Choppart et Dupuytren ont remarqué que si un malade, guéri, par exemple, d'un catarrhe vésical, vient à être affecté d'une angine, d'une bronchite ou d'une pneumonie, il ne se passe rien du côté de la vessie, disent ces auteurs, tant que l'inflammation accidentelle parcourt ses périodes ; mais lorsque cette maladie tend à se terminer, alors la sécrétion muqueuse de la vessie devient plus abondante. On l'a vue survenir aussi après un rhume, sans préexistence d'affection vésicale.

Tous les âges peuvent être affectés de cette maladie; mais elle se développe plus particulièrement chez les vieillards, c'est une des infirmités qui viennent affliger souvent les dernières années de leur vie. Les hommes y sont plus sujets que les femmes ; chez celles-ci, les accouchements laborieux, ou l'époque critique, sont ordinairement les causes déterminantes du catarrhe vésical.

Etat de la vessie dans l'affection catarrhale.

Quand le catarrhe a duré plusieurs années, on trouve ordinairement la vessie rétractée sur elle-même, d'une capacité moindre, et sa membrane muqueuse considérablement épaissie et ridée. Dans l'intervalle des replis, on trouve des cellules plus ou moins profondes, logeant parfois des dépôts calcaires ; si l'on exprime ces brides muqueuses, on en retire un mucus semblable à celui qui se trouve dans les urines. C'est là, dit Choppart, un engorgement des tuniques de ce viscère.

La prostate est souvent le siége, dans cette affection, d'un engorgement plus ou moins considérable, accompagné parfois d'abcès consécutifs.

L'état catarrhal des urines varie depuis le
trouble lactescent ou nuageux, jusqu'à l'état glai-
reux, épais et collant. Cette matière, par le refroidissement, se rend au fond du vase pour s'y
attacher, tandis que la partie liquide, de couleur
ordinairement naturelle, vient à la surface ; cette
humeur a une odeur fade ou ammoniacale, et,
plus tard, elle devient légèrement acide.

Traitement. — Avant de parler du traitement
par les eaux de Vichy, il est utile, je pense, de
jeter un coup d'œil sur les moyens généralement
employés pour combattre cette affection. Mais ce
qui prouve qu'elle est difficile à guérir, c'est qu'un
grand nombre de remèdes ont été préconisés et,
que la plupart sont abandonnés aujourd'hui ; les
seuls qui aient conservé jusqu'à présent quelque
crédit sont : les résineux, la térébenthine, le baume
de copahu et les bourgeons de peuplier. Sans aucun
doute les résineux ont rendu quelques services ;
mais il faut dire aussi que leur emploi n'a pas toujours été sans inconvénients, et que beaucoup de
malades, en outre, ne peuvent pas les supporter.
Après les résineux, les caustiques ont été mis en
usage par M. le professeur Lallemand, à l'aide du

nitrate d'argent en dissolution, ou bien comme cautérisants directs. De nombreux exemples de guérison sont encore de nos jours le résultat de ce moyen de traitement ; mais M. Civiale ajoute qu'il faut être très-réservé dans l'emploi des injections de ce genre, dans le cas où des cellules vésicales existent dans la vessie, ou bien encore lorsque, le catarrhe étant partiel, la partie malade n'occupe pas le bas-fond. Dans le premier cas, dit cet auteur, les injections pourraient être nuisibles, et, dans le second, leur effet serait à peu près nul.

Nous voyons, d'après tout cela, que des accidents graves peuvent résulter des meilleures méthodes de traitement : ce n'est donc qu'avec la plus grande circonspection qu'il faudra en user. Mais comme tous ces inconvénients n'existent pas avec les eaux de Vichy, cette médication, dont les exemples de guérison sont si remarquables, doit naturellement trouver ici sa place.

Mode d'action.

Les eaux de Vichy, dont l'action thérapeutique à cet égard a été à peine mentionnée par les auteurs qui ont le plus écrit sur ces thermes, méritent cependant de fixer l'attention des médecins.

Cette opinion pour moi est basée sur la guérison de cas nombreux, qui avaient résisté jusque-
là à la plupart des remèdes préconisés dans cette
affection. On peut employer les eaux sous toutes
les formes, en bains, boisson et injections ; quant
à ce dernier mode, on doit y procéder avec circonspection.

Relativement à l'action des eaux, il est incontestable qu'elles jouissent de la propriété de modifier l'état organique de la vessie, ainsi que je
l'ai dit à l'occasion de leurs effets sur les organes
membraneux ; de faire disparaître ou de diminuer
l'abondance et la consistance des mucosités, en
les fluidifiant, par une action locale qu'il est permis de classer dans l'ordre des agents stimulants
physico-chimiques et modificateurs organiques,
comme aussi d'augmenter et de changer dans sa
nature la sécrétion des urines ; circonstances qui
viennent s'ajouter à l'effet direct de l'eau minérale sur cet organe pour combattre avec plus
d'efficacité encore l'état catarrhal, car il ne faut
pas perdre de vue que la vessie est soumise à l'action de l'urine, comme si c'était un liquide venu
de dehors.

Ces eaux rendent en même temps d'utiles services à ces malades en favorisant le rétablissement
des fonctions digestives, ainsi que les forces phy-

siques, généralement affaiblies dans le catarrhe vésical, par suite de la tristesse morale qu'engendre cette affection.et des souffrances organiques que la vessie fait éprouver aux autres parties du corps.

Mais, avant de commencer le traitement, la première condition à remplir, c'est de détruire la cause ou les causes qui ont pu donner lieu au catarrhe; il faudra, par conséquent, enlever les calculs, détruire les obstacles du canal, rappeler les dartres, la goutte ou le rhumatisme sur les points où la maladie siégeait précédemment.

D'autre part, il est à considérer que les dispositions anatomiques de la prostate, son engorgement fréquent, ainsi que l'état névralgique du col de la vessie, sont autant de causes qui rendent difficile la guérison du catarrhe, et souvent même s'y opposent, soit par une action mécanique, soit par suite de l'extrême irritabilité nerveuse du col, dont la dilatation, toujours difficile en pareil cas, ne se trouve plus en rapport d'action avec les contractions expulsives de la vessie ; de telle sorte que les efforts de cet organe se trouvent, dans cette circonstance, constamment paralysés par la résistance morbide du sphincter de cet organe, connue sous le nom de spasme ou de ténesme vésical.

D'après ces considérations, il est évident que toutes les cystites muqueuses ne pourront pas être guéries par les eaux de Vichy ; j'en ai vu plusieurs dans ce cas ; mais je dois ajouter, avec la même sincérité, que les affections catarrhales de la vessie éprouvent, en général, de grandes améliorations sous l'influence de ce traitement, et, quelques-unes, des guérisons véritablement remarquables, dont je crois utile de donner ici un aperçu, bien que ce livre ne soit pas destiné à former un recueil d'observations. A cet égard, je citerai d'abord, comme le fait le plus remarquable de guérison, l'histoire d'un malade atteint d'un catarrhe *purulent,* par suite d'un coup reçu sur la région du bas-ventre, qui, au bout de huit jours de traitement, pendant la deuxième saison de 1847, vit ses urines revenir à l'état normal, après avoir essayé inutilement, pendant trois ans et demi, tous les moyens employés en pareil cas, tels que : injections de toute nature, même avec le nitrate d'argent, à l'hôpital de Montpellier, sous la direction du professeur Serre. Ce catarrhe avait résisté aussi à l'action des eaux thermales de Barèges et de Bourbon-l'Archambault, prises sur les lieux en 1846 et 1847.

Catarrhe vésical, suite d'injections irritantes.

M. X., âgé de soixante ans, vint, en 1847, à Vichy, pour un catarrhe vésical qui avait résisté, depuis cinq ans, à tous les traitements ordinaires employés en pareil cas; depuis deux ans il ne pouvait plus uriner, si ce n'est à l'aide d'une sonde. Quinze jours après avoir commencé l'usage des eaux, ce malade vit disparaître comme par enchantement (c'était son expression) les mucosités épaisses, gluantes, collant au fond du vase, qu'il rendait journellement, et la paresse de la vessie cessa en même temps. Au bout de trente jours, ce malade quitta Vichy, heureux d'y laisser son infirmité.

Deux mois après, à l'entrée de l'hiver, l'état catarrhal de la vessie reparut de nouveau, mais dans des proportions infiniment moindres qu'avant la cure. Ce malade est venu pendant trois saisons, et chaque fois les résultats ont été les mêmes, c'est-à-dire que le catarrhe a disparu au bout de dix à quinze jours.

Revenu à Vichy en 1850, il en est reparti après trente jours de traitement, radicalement guéri, malgré les fréquentes promenades à âne qu'il faisait pendant la saison, en m'assurant que, depuis sa première cure, il n'avait plus eu besoin de faire usage de la sonde, et que sa santé et ses forces s'étaient parfaitement rétablies depuis cette époque.

Je conseillai à ce malade, puisque le froid humide de l'hiver l'exposait au retour du catarrhe, phénomène qui se produit généralement à l'égard de tous les catarrhes, bronchiques ou autres, de passer l'hiver dans une province du Midi, ce qu'il me promit de faire, persuadé que, par ce changement, sa guérison sera durable.

Catarrhe vésical, suite d'inflammation directe de la vessie.

M. X., âgé de cinquante-deux ans, négociant, après avoir habité pendant trois ans la Guadeloupe et neuf ans l'Afrique, est pris, en 1844, pendant un voyage qu'il faisait dans l'intérieur du pays, d'une vive douleur dans la région du bas-ventre, suivie de rétention d'urine ; obligé de s'arrêter, il fut sondé et traité par les émollients ; au bout d'un mois, les urines, qui avaient perdu de leur transparence depuis l'apparition des douleurs, reprirent leur état normal. Rien de remarquable pendant trois ans, si ce n'est, de temps en temps, un peu de pesanteur et de malaise vers le bas-fond de la vessie, après quelques fatigues ou des excès de table. Mais, en 1847, au mois de mars, nouvelles douleurs vésicales et nouvelle rétention d'urine. Les moyens employés la première fois calmèrent de nouveau la maladie, mais ne la guérirent pas. C'est alors que son médecin, voyant que les moyens ordinaires n'avaient plus d'action, lui conseilla de se rendre à Vichy, où il arriva pendant la première saison de 1848. A son arrivée, je soumis d'abord ce malade à l'usage de l'eau de l'Hôpital, à cause de son estomac et de sa santé qui était très-altérée ; puis, au bout de huit jours, il prit celle des Célestins. Les urines, à cette époque, étaient plus claires et plus limpides. Au bout d'un mois, ce malade n'était pas encore guéri ; mais la vessie chassait plus facilement les urines qu'avant le traitement. Malgré cet état peu satisfaisant, ce malade quitta Vichy après une saison de trente-huit jours, les eaux, à cette époque, n'ayant qu'une efficacité peu sensible.

Il faut dire aussi que le traitement n'avait pas été très-régulièrement suivi, par suite d'écarts dans le régime, et peut-être aussi à cause de quelques excès d'eau minérale ; de telle sorte qu'il s'en alla amélioré, mais non guéri, laissant, en définitive, la plus grande incertitude sur les résultats de sa position, lorsque, l'année suivante, je reçus du médecin qui me l'avait adressé une lettre par laquelle il m'annonçait que ce malade était radicalement guéri, et que sa santé n'avait jamais été meilleure.

Catarrhe vésical par suite de calculs.

M. G..., atteint de catarrhe vésical, âgé de cinquante-cinq ans, est venu à Vichy en 1850, après avoir été débarrassé d'un calcul volumineux, formé, d'après les fragments que j'ai examinés, en grande partie d'acide urique. Ce malade, qui avait été lithotritié un an auparavant, par le baron Pasquier, membre du Conseil de santé des armées, rendait des mucosités considérables, collant au fond du vase. Au bout de quinze jours de traitement, ce dépôt avait complétement disparu, et M. G..., arrivé à Vichy le 15 mai, en partit le 26 juin, rendant ses urines avec facilité, et sans aucune trace d'affection catarrhale.

Catarrhe vésical avec incontinence d'urine.

Le nommé G., âgé de vingt-quatre ans, d'un tempérament lymphatique, fut atteint, en 1848, d'une irritation du canal, pour laquelle il fut traité sans succès pendant deux mois. Au bout de ce temps, il fut pris de tous les symptômes du catarrhe vésical, que l'on traita par la térében-thine et les bains ; mais la maladie, au lieu de céder, ne fit que s'aggraver, et l'urine, à partir de cette époque, n'étant plus retenue par la vessie, s'échappait goutte à goutte, de telle sorte que le malade était forcé de garder nuit et jour un vase entre ses jambes pour la recevoir ; le plus léger effort ou la plus légère fatigue suffisait pour amener avec les urines des stries de sang, ainsi que des mucosités très-épaisses. En outre de cette affection, le malade était atteint d'une éruption furonculeuse, pour laquelle on avait employé simplement les bains gélatineux. C'est dans cet état que je vis le malade, le 15 mai 1849. Il fut mis le même jour à l'usage de l'eau des Célestins, à la dose progressive de six verres, avec un bain quotidien. Le 29 mai, on remarque déjà une amélioration très-sensible dans l'état catarrhal des urines ; le 10 juin, elles sont parfaitement claires ; plus de douleurs vers la région vésicale, et l'éruption de la peau est presque guérie ; le 18, l'incontinence d'urine a cessé ; dès ce jour, le malade urine à volonté, son état général est très-satisfaisant ; il quitte Vichy vers la fin de juin, complétement guéri. Un an après, au mois de mai

1850, son médecin écrit que G., atteint de catarrhe de vessie avec incontinence d'urine, maladie qui avait résisté à plusieurs traitements avant d'aller à Vichy, n'éprouvait plus, depuis son retour des eaux, qu'un peu de gêne lorsqu'il restait plus d'une heure sans uriner ; que les urines, du reste, étaient limpides, et déposaient à peine ; que la guérison, enfin, s'était consolidée, car G. se portait très-bien.

Sans doute, comme je le disais plus haut, tous les malades ne doivent pas s'attendre, en venant à Vichy, à une guérison certaine ; mais il doit suffire, ce me semble, que quelques personnes se soient bien trouvées de ce moyen, et que d'autres en aient obtenu des guérisons radicales, pour encourager ceux qui sont atteints de cette affection à essayer ce traitement qui, dans tous les cas, ne pourra avoir qu'un résultat plus ou moins avantageux, mais jamais nuisible, en ayant soin, toutefois, d'agir avec prudence, par petites doses, et de cesser pour reprendre ensuite, suivant l'état ou la situation du malade.

Hygiène. — D'après la nature des causes dont j'ai parlé plus haut, il sera facile de saisir les précautions à prendre pour éviter le retour de la maladie, sans oublier qu'après l'action des eaux, les soins hygiéniques sont, pour ainsi dire, les premiers éléments de succès. C'est pourquoi les malades feront bien, après la cure, de se nourrir d'aliments doux, légers, faciles à digérer, renfermant, en même temps, une forte proportion de principes nutritifs ; de prendre une assez grande quantité de boissons adoucissantes, ainsi qu'un exercice modéré au milieu de la journée ; de pratiquer des frictions sèches sur la peau ; de porter des gilets et des caleçons de flanelle ; de faire en sorte, surtout, de vider la vessie au moindre besoin, en se rappelant qu'il vaut encore mieux attendre, si l'urine ne vient pas facilement, que de faire de violents et inutiles efforts pour l'expulser.

Le relevé statistique concernant les cystites chroniques que j'ai traitées par les eaux de Vichy démontre que, sur 97 malades, 11 n'ont obtenu aucune amélioration, 51 ont été plus ou moins améliorés, et 35 ont été guéris. Cette guérison, constatée à la fin du traitement, ne s'est peut-être pas soutenue plus tard ; mais, ce que je puis dire, c'est que sur ces 35 malades, 32 certificats m'ont été renvoyés un an après, constatant que la guérison, chez ces derniers, s'était parfaitement soutenue.

J'ai cru utile de m'étendre plus longuement sur cette affection, l'action médicale des eaux de

Vichy, sous ce rapport, n'ayant pas été, jusqu'à présent, suffisamment appréciée par les médecins ni par les malades.

Du diabète sucré, ou Glucosurie.

Cette maladie consiste en une augmentation considérable dans la sécrétion de l'urine, surpassant de beaucoup la quantité de boissons prises par les malades, laquelle peut s'élever de dix à quarante litres par jour. Cette urine est ordinairement très-limpide, sans odeur ni couleur ; elle offre, le plus souvent, une saveur sucrée. Soumise à l'analyse, elle ne fournit point de composés azotés, car elle ne renferme ni urée ni acide urique ; elle est formée d'une grande quantité d'eau de sucre et d'une très-petite quantité de sels. Les malades, sous l'influence de cette affection, sont tourmentés par un besoin continuel de boire et d'uriner ; l'appétit est augmenté, la bouche est constamment sèche et pâteuse, les sueurs sont très-rares ; les reins sont quelquefois le siége d'une pesanteur et même de douleur ; les forces physiques et génératrices s'affaiblissent rapidement, l'amaigrissement augmente avec les progrès de la maladie, et le malade arrive ainsi, dans un temps plus ou moins long, à une consomption complète. Ce défaut de vitalité est quelquefois poussé si loin, qu'il peut aller jusqu'à la gangrène partielle des orteils, ainsi que mes honorables collègues, MM. Marchal de Calvi et Champouillon, en ont cité des exemples.

Causes. — On a cherché les causes de cette affection dans le séjour d'un climat habituellement froid et humide, dans l'absence de la sueur qui diminue l'expulsion des acides du corps ; on l'a attribuée aussi à l'intempérance dans le vin, à l'abus des liqueurs alcooliques, aux boissons fermentées et acides, telles que la bière et le cidre ; à l'habitude de prendre de grandes quantités d'eau dans la journée, de ne faire usage pour nourriture que d'aliments de nature végétale ou peu nourrissants, et surtout de substances alimentaires à base de fécule ou sucrées, telles que les carottes, les betteraves, les choux. On l'a remarquée chez les individus affectés de maladies du foie, ainsi que de maladies nerveuses[1], comme l'hystérie. Au nombre des lésions organiques, M. Andral dit que l'irritation chronique des reins avec hypertrophie de ces organes est l'altération la plus fréquente qu'on ait rencontrée dans le cas de diabète.

M. Charles Bernard pense que le sucre, dans cette maladie, est sécrété en trop grande abondance dans le foie. Le docteur Vernois s'est assuré, en outre, que ce produit existait dans les autres parties du corps, alors que le foie souvent n'en contenait pas du tout. D'autres physiologistes ont pensé que le carbone de la matière sucrée n'avait pas été détruit par l'acte respiratoire.. Quelle que soit dans tous les cas la théorie qu'on adopte, on se trouvera forcé d'admettre encore ici, comme pour la goutte et la gravelle, une disposition constitutionnelle particulière inhérente à l'individu, dont nous ignorons la source, et qui offre pour résultat la présence matérielle du sucre dans les humeurs. Toutefois, il est reconnu que les substances animales favorisent moins les urines sucrées que les aliments de nature végétale et les boissons acides. Le sel marin paraît exercer aussi une influence sur la sécrétion du sucre par les reins.

Il résulte en outre des travaux qui ont été publiés par MM. Bouchardat, Mialhe, Contour et Ch. Bernard, que cette affection dépend d'une grande perturbation ou altération dans la composition chimique du sang et des liquides de l'économie, qui, dans cette maladie, se trouvent moins alcalisés que dans l'état normal. On remarque également que la salive, qui est naturellement alcaline, devient acide, et que les aliments, particulièrement ceux qui renferment une grande quantité de fécule, se convertissent en *glucose*, ou sucre, dès qu'ils arrivent dans l'estomac, plus rapidement et plus complétement encore que dans l'état normal, de telle sorte que le sucre formé passe dans le sang, sans y rencontrer assez d'alcali libre pour y être décomposé, ni brûlé par l'oxygène de l'air dans l'acte respiratoire ; c'est pourquoi il se rend dans les urines et les autres humeurs conservant son état de matière sucrée, analogue au sucre de raisin. Mais il faut dire aussi que cette modification dans l'état du sang ne se fait pas sans amener de grands changements dans l'équilibre des fonctions organiques ; ce qui fait qu'on a cherché, pour combattre cette funeste maladie, tous les remèdes les plus contradictoires. Mais celui qui paraît jouir de quelque efficacité, et qui, d'ailleurs, paraît conforme à la raison, consiste d'abord dans l'usage d'une nourriture purement animale, composée d'aliments très-succulents, des potages et du pain préparés avec le gluten, ainsi que dans la privation des substances féculentes ou sucrées, en y ajoutant l'usage habituel des boissons alcalines, conseillées par M. Mialhe, par suite de la nature du sang qui se trouve, dans cette maladie, privé d'une partie de son alcalinité normale. Cet auteur cite, dans son travail, quelques cas de guérisons remarquables de diabète, opérées en très-peu de jours sous l'influence d'une forte alcalisation , à l'aide du bicarbonate de soude, de la magnésie calcinée et d'eau de Vichy. C'est d'après ces données que beaucoup de malades, aujourd'hui, se rendent à Vichy pour y faire usage des eaux. L'efficacité du traitement, comme celle d'une foule de médicaments, doit être attribuée ici à l'influence des eaux sur la qualité du sang, laquelle modifie l'activité particulière des organes. Sans doute les sels de Vichy sont éliminés par les sécrétions, mais ce n'est qu'après avoir agi et modifié par leur présence la nature des humeurs. Or, comme cette affection appartient à la catégorie de celles qui reparaissent facilement, il va sans dire que le traitement alcalin et le régime devront être continués longtemps, même après que tous les signes de maladie auront complétement cessé.

Le résultat du traitement des malades atteints de diabète me permet de conclure que ceux qui se présentent à Vichy, n'ayant qu'une quantité modérée de sucre, ne s'élèvent pas au delà, par exemple, d'une trentaine de grammes par litre d'urine. Ces malades, vers le milieu ou à la fin de la cure, remarquent ordinairement cette humeur entièrement débarrassée de la matière sucrée ; mais si cette proportion est plus élevée, et la maladie ancienne, la disparition du glucose devient dans ce cas beaucoup plus difficile. Les épreuves analytiques, destinées à faire connaître la situation des malades pendant la cure ont été faites non pas avec la potasse ni avec l'eau de chaux qui ne font qu'indiquer grossièrement la présence du sucre, mais bien à l'aide de la liqueur titrée de Fehling, qui permet de déterminer, aussi bien qu'avec le polarimètre, le poids exact de matière sucrée contenue dans l'urine.

Dès que le sucre commence à diminuer, les malades ne tardent pas à s'apercevoir de ce changement par le retour général des forces physiques ; leur altération s'apaise, les urines sont moins abondantes, et la moiteur ou la transpiration de la peau, si elle existait auparavant, ne tarde pas à se manifester.

Albuminurie.

Si l'origine de cette maladie, qui paraît dépendre de divers phénomènes physiologiques de l'économie, est encore le sujet de nombreuses recherches, il n'en est pas de même de son diagnostic, dont les signes caractéristiques se traduisent par l'appauvrissement de l'albumine du sang, et par la présence d'une certaine quantité de cette substance dans les urines, avec ou sans globules sanguins. Lorsque ces derniers signes existent, elle porte plus particulièrement alors le nom de maladie de Bright ou de néphrite albumineuse. Dans tous les cas, cette affection est généralement suivie d'hydropisie des extrémités inférieures, et plus tard d'hydropisie générale.

Causes. — Plusieurs causes ont été signalées comme étant de nature à produire cette affection : les uns ont pensé qu'elle pouvait dépendre d'un obstacle au cours du sang, d'un anévrysme du cœur et des gros vaisseaux ; les autres ont cru pouvoir l'attribuer à un défaut d'oxygénation pulmonaire, à une respiration gênée et incomplète, comme dans la phthisie et le croup, ou bien à l'exposition au froid et à l'humidité, à la suppression subite ou permanente de la transpiration ; on l'a crue aussi consécutive aux maladies de nature à entraver les fonctions de la peau, comme la scarlatine, la rougeole et le choléra, maladies dans lesquelles divers auteurs ont constaté la présence de l'albumine dans les urines.

On a dit aussi que l'habitude des liqueurs fortes, un mauvais régime, l'abus des saignées, la chlorose et la grossesse pouvaient la déterminer. D'autres interprétations physiologiques ont été

données, par M. Miahle en particulier, pour expliquer ce détournement de l'albumine du sang,
en disant que chez ces malades l'albumine des aliments cessait de se transformer en fibrine dans le
foie, et privait la nutrition de l'individu de cet
élément plastique.

Toutes ces causes passagères ou permanentes
prédisposent à la néphrite albumineuse, maladie
que M. Rayer a particulièrement étudiée avec le plus
grand soin, en France, et qu'il attribue à l'inflammation directe, aiguë ou chronique, et souvent à
la désorganisation du tissu des reins. L'irritation
produite par les cantharides peut aussi la déterminer. Le docteur Osborne fait remarquer, à ce
sujet, que ce n'est pas seulement les reins qui produisent une sécrétion albumineuse, mais aussi
toutes les autres surfaces ou tissus organiques,
lorsqu'ils sont enflammés.

De toutes ces opinions le résultat est qu'on
reconnaît aujourd'hui pour cause à cette maladie, comme fait matériel, la présence de l'albumine dans les urines, avec diminution de la matière fibrineuse ou plastique du sang, ce qui donne
lieu aux hydropisies ou cachexies séreuses dont
ces malades sont atteints. Dans cet état on voit
bientôt survenir la diminution des forces et le
trouble général des fonctions organiques.

Ces théories diverses sur la cause de l'albuminurie expliquent aujourd'hui la différence des succès obtenus par les divers moyens de guérison qui ont été adoptés ; quoi qu'il en soit, le traitement, dans cette affection, doit avoir pour but le rétablir dans l'économie l'albumine désorganisée, en dirigeant la médication suivant les causes déterminantes, indiquées plus haut. C'est ainsi qu'on a préconisé, comme méthode générale de traitement, les aliments azotés, gras et fortifiants ; les médicaments diurétiques, les saignées générales ou locales, les bains de vapeur et les alcalis. Les médecins qui ont conseillé ce dernier mode de traitement ont pensé que, si la soude venait à manquer, il en résulterait bientôt une coagulation albumineuse dans les vaisseaux capillaires, avec obstacle à la circulation ; ils ont voulu aussi favoriser la dissolution et l'écoulement de l'albumine dont les reins sont particulièrement pénétrés dans cette maladie ; en recommandant particulièrement les eaux de Vichy, on a eu pour but également de rendre la digestion plus parfaite, et de donner au foie plus de facilité dans la transformation de l'albumine alimentaire en fibrine. Il faudra en même temps que les malades secondent l'action de tous ces moyens par l'usage de quelques toniques en rapport avec leur situation maladive, et qu'ils aient le soin de se couvrir le corps de flanelle, afin d'entretenir la circulation et de fortifier la transpiration cutanée, qui est ici un puissant auxiliaire du traitement.

Mode d'administration des eaux.

Les eaux minérales de Vichy sont administrées sous diverses formes : en bains, douches, lavements et boisson, pures ou mélangées, selon l'indication du médecin traitant.

Bains.

Les malades ne pouvaient prendre anciennement des bains à l'établissement que sur la prescription spéciale des médecins inspecteurs : ce privilége a été aboli, depuis 1843, par un arrêté ministériel qui concède ce droit à tous les médecins résidant à Vichy ou à Cusset. A l'époque reculée dont nous parlons, on ne commençait les bains qu'après avoir pris, pendant plusieurs jours de suite, l'eau minérale en boisson. Aujourd'hui, les malades s'empressent beaucoup trop de faire marcher ces deux moyens en même temps. Quoi qu'il en soit, je dirai que l'eau, sous forme de bains, possède de très-grands avantages. : 1° celui d'exciter la peau, de déterminer une sueur abondante suivie de chaleur, avec picotements, et souvent aussi avec éruption de petits boutons de nature exanthémateuse, désignés sous le nom de *psydricia thermalis*, surtout si en sortant du bain on n'a pas eu la précaution, ainsi que cela devrait être, de se coucher immédiatement dans un lit bien chaud ; 2° d'introduire, par absorption, dans l'économie, avec autant de rapidité que par l'estomac, les principes minéralisateurs, qui vont se répandre ensuite sur les organes malades.

Les bains, considérés comme moyens de guérison, sont surtout favorables aux personnes dont l'appareil digestif est trop irrité ou irritable ; dans les maladies des voies urinaires, des organes du ventre ; dans les névroses hyposthéniques, les douleurs musculaires ou articulaires, ainsi que dans toutes les irritations ou inflammations viscérales, où l'eau, prise à l'intérieur, ne pourrait qu'augmenter le mal au lieu de le détruire.

C'est au médecin à apprécier l'opportunité de toutes ces indications : il devra déterminer la durée et la température du bain ; ceci est un point important à considérer, parce qu'un bain pris trop froid ou .trop chaud fait varier singulièrement l'effet qu'il doit produire. Sans entrer ici dans toutes les considérations qui se rattachent à la température des bains, ce qui m'entraînerait trop loin, je dirai seulement que le bain tiède, dont le degré de chaleur est de 32 à 35° cent., agit plus avantageusement que ceux qui sont plus chauds ou plus froids, attendu qu'il est toujours suivi d'un sentiment de bien-être avec chaleur agréable, qu'il relâche doucement les tissus, en favorisant davantage l'absorption et les sécrétions. Le bain trop chaud, c'est-à-dire celui qui dépasse la température ordinaire de l'intérieur du corps, qui est de 36 à 37° cent., produit parfois une excitation variable, avec fièvre et congestion cérébrale, accompagnée d'accélération de la circulation, de sueurs abondantes et de lassitude générale, dont l'ensemble peut durer plusieurs jours. Néanmoins, toutes les fois que la température du bain est égale à celle du corps, si ce bain se prolonge pendant quelque temps, la personne finit par en être incommodée par suite de l'absorption cutanée et de la privation de la transpiration normale, dont l'effet est d'élever la chaleur du corps de 1 à 2°. Règle générale, les bains doivent être chauds pour les gens faibles, et tempérés pour les plus forts ; quant à la durée, elle doit être réglée d'après la tolérance des malades, et elle est ordinairement de une à deux heures; après ce laps de temps, la peau cessant d'absorber, on ne peut trouver aucun avantage dans l'eau à un séjour plus prolongé dans l'eau.

Le médecin doit également déterminer la quantité d'eau minérale à mettre dans les bains ; elle doit varier suivant la constitution, la force du sujet, la nature de la maladie et de la peau du malade. Quant à la nature de la peau, ceci est à considérer pour les femmes, à cause de l'excitation plus facile et plus sensible chez elles, par suite de la délicatesse du système cutané; c'est pourquoi la transpiration chez elles est plus facile, et la sécrétion des urines moins abondante que chez les hommes.

Ces bains sont très-utiles aussi dans certaines affections dartreuses, papuleuses ou squameuses de la peau, accompagnées de prurit ou de démangaisons sans inflammation cutanée. C'est en dissolvant, par son alcali, l'épiderme ou membrane mince, écailleuse qui recouvre la peau, qu'elle favorise la résolution de ces maladies et rend la transpiration plus facile.

Il faudra, dans tous les cas, que le malade, en sortant du bain, soit essuyé promptement avec du linge chaud, pour que la peau ne reste pas exposée à l'action réfrigérante de la vaporisation qui s'échappe du corps; ce soin est plus particulièrement recommandé aux personnes affectées de la goutte ou de douleurs rhumatismales.

Bains de vapeur.

Il paraît, d'après le récit de Chomel, qu'il existait anciennement des bains de vapeur ou étuves humides à Vichy. Voici, à cet effet, comment ces bains étaient disposés : on mettait les personnes malades dans un vaisseau de pierre taillé en forme de cuve, dans le fond duquel l'eau minérale coulait entre deux planches; la première était à jour, pour laisser passer la vapeur, en sorte que les personnes n'étaient mouillées que par les gouttes de sueur qui tombaient abondamment de leur corps. On mettait ensuite sur la cuve un drap ou une couverture, la tête seule du malade paraissant au dehors, et, de temps en temps, on lui essuyait le visage.

Il serait à désirer qu'un moyen aussi puissant de guérison fût rétabli par l'administration actuelle; c'était ce que M. François, ingénieur des mines, se proposait de faire dans les nouvelles constructions destinées à compléter le système général balnéaire de Vichy.

Douches.

Les douches, que Mme de Sévigné appelait, étant à Vichy, en 1676, une répétition du purgatoire, sont des moyens qui consistent à diriger sur une partie du corps le jet d'une colonne d'eau minérale, d'un volume déterminé, lequel vient frapper avec plus ou moins de violence la partie malade. La direction qu'on donne à ce jet lui a fait prendre les noms de douche ascendante, latérale ou descendante. Sa durée varie ainsi que sa hauteur et sa forme ; quant à la durée, elle est ordinairement de dix à vingt minutes.

Indépendamment de l'action locale, stimulante, sur les tissus des points frappés, analogue au massage, ce moyen, je dois le dire, n'est efficace qu'autant qu'on emploie concurremment les bains et l'eau en boisson. Ce mode de traitement trouve son utile application dans les engorgements du foie et de la rate ; dans les maladies des articulations par suite des douleurs goutteuses, rhumatismales, musculaires ou sciatiques, sans douleur ni chaleur de la partie malade. On l'administre aussi contre les maladies de la muqueuse des gros intestins. On aura soin, pour calmer l'effet local de la partie douchée, de se placer immédiatement après dans un bain mitigé pendant une demi-heure au moins, afin d'établir sur le reste du corps une excitation générale, et tempérer celle qui a été produite localement.

Les douches doivent être appliquées avec le plus grand soin ; on évitera que le jet du liquide ne frappe avec trop de violence les parties malades, en commençant par la circonférence du point af-fecté. Il faut seulement que la percussion fasse rougir vivement la peau, pour que l'effet désiré soit produit, sans aller toutefois jusqu'à la vési-cation, ce qui pourrait arriver par la seule force du calorique de l'eau. Les douches peuvent être administrées une ou deux fois par jour, pendant dix ou quinze jours de suite ; on peut les cesser et les reprendre avec le même avantage, après plusieurs jours de repos.

Ce mode de traitement peut également être appliqué contre les engorgements ou bien le re-lâchement des ligaments de la matrice. On peut le remplacer par de simples irrigations, à l'aide du clysopompe. Les malades prennent ces irri-gations pendant qu'elles sont couchées dans le bain. Ce moyen sera très-favorable dans les cas de suppression des règles et de stérilité.

Lavements.

L'eau minérale prise en lavements et conservée dans le corps constitue, dans cet état, un véritable bain interne, étant aux intestins ce que l'eau en boisson est à l'estomac, ayant non-seulement le résultat d'une action locale, mais encore générale, par suite de son absorption, laquelle est très-active en ce point, à cause de la présence d'un grand nombre de vaisseaux absorbants.

Cette manière inusitée d'administrer l'eau de Vichy m'a procuré des résultats remarquables de guérison ; elle m'a permis, en outre, de pouvoir diminuer et même de remplacer celle qui aurait dû être prise par l'estomac, toutes les fois que l'irritabilité de cet organe mettait le malade dans l'impossibilité de profiter du bénéfice de la saison. La température naturelle des sources rend d'ailleurs ce mode d'administration très-facile, puisqu'on peut l'employer sans avoir besoin de soumettre l'eau à l'action préalable de la chaleur artificielle.

Les circonstances dans lesquelles les eaux ainsi employées ont été le plus utiles sont : les constipations opiniâtres et les altérations de la membrane muqueuse des côlons, par suite de diarrhée ou de dyssenterie chroniques. On peut aussi s'en servir pour dissiper les engorgements des ovaires et de la matrice. Je rapporterai ici une guérison remarquable de ce genre obtenue chez une dame anglaise qui, après plusieurs couches laborieuses, avait vu se développer lentement un engorgement considérable de l'ovaire du côté droit. Cette dame, après avoir fait usage pendant un mois des eaux en bains et en boisson, ne voyant aucune amélioration dans son état, allait quitter Vichy, lorsqu'elle vint me consulter. Je lui conseillai de faire usage de trois lavements par jour d'eau de la Grande-Grille, en lui recommandant de les garder le plus longtemps possible. Après un mois de traitement, et à la grande satisfaction de la malade, le volume de la tumeur avait considérablement diminué ; elle pouvait, à cette époque, se baisser sans difficulté et faire de longues courses, ce qui, auparavant, lui était impossible. Il faut dire aussi que cette personne n'avait pas cessé totalement de faire usage des bains ; elle y mettait seulement un intervalle de trois ou quatre jours, par suite de la faiblesse musculaire qu'elle disait éprouver toutes les fois qu'elle en prenait. L'eau en boisson avait été abandonnée à la fin du premier traitement, à cause de son estomac qui ne pouvait plus la supporter, et cette dame quitta

Vichy, heureuse enfin du succès qu'elle avait ob--
tenu.

Un autre malade de l'hôpital a été guéri de la
même manière d'une tumeur qui s'était développée dans l'épaisseur du côlon ascendant; plusieurs
autres, atteints de coliques chroniques, ont obtenu, par ce moyen, des résultats tout aussi satisfaisants. Il en a été de même à l'égard des engorgements du foie; cet organe, d'ailleurs, se prête
parfaitement à ce mode d'administration, attendu
que la veine porte prend naissance dans les intestins, pour se rendre spécialement au foie, où elle
dépose les produits qu'elle a puisés par ses ra-
cines sur toute l'étendue du tube digestif.

Boissons.

Après avoir passé en revue les divers moyens
d'administrer les eaux, nous devons parler de celui qui consiste à les faire prendre en boisson.
J'insisterai longuement sur ce point, parce que
c'est en partie la manière la plus avantageuse
d'en faire usage. Mais auparavant, disons un
mot sur la difficulté que l'on rencontre à trouver
la source qui doit convenir à l'estomac du malade,
ce qui demande parfois quelques tâtonnements;
car, bien que l'analyse chimique n'indique entre

elles aucune différence, pour ainsi dire, de composition, il n'en est pas moins vrai que leur manière d'être n'est pas égale pour toutes les personnes, ce qui prouve que les diverses sources doivent être considérées comme très-analogues, mais non comme identiques. C'est ainsi, par exemple, que de deux individus placés dans les mêmes conditions maladives, l'un se trouvera bien d'une source, tandis que l'autre ne pourra pas la supporter. Ce résultat, qui se rencontre assez fréquemment chez les buveurs, n'a pu, jusqu'à présent, trouver une explication satisfaisante. Voici, d'ailleurs, à cet égard, l'opinion du baron Lucas : « Les sept sources de Vichy, dit ce mé-« decin, présentent dans leur emploi médical des « différences bien plus importantes qu'on ne « pourrait le croire d'après l'analyse chimique; « et bien qu'il soit difficile d'apprécier *à priori* « la raison de cette différence, des observations « nombreuses, renouvelées depuis vingt-trois ans, « ne me laissent aucun doute à cet égard. Dans « cet état d'incertitude, il faut interroger la « susceptibilité des organes, la mobilité nerveuse « des malades ; il faut tâtonner pendant tout le « cours du traitement. Cette même circonspec-« tion est nécessaire surtout suivant les change-« ments de l'atmosphère; la température, le de-

« gré d'humidité, l'état électrique de l'air, sont
« autant de causes influentes qu'il n'est jamais
« permis de négliger. »

Le second point à considérer, après avoir
reconnu la source qui s'allie aux dispositions de
l'estomac, c'est de trouver les quantités qui sont
nécessaires à la saturation individuelle. Cette importante question, qui n'avait nullement éveillé
jusqu'à présent l'attention des médecins de Vichy, consiste à placer les malades dans des conditions régulières d'alcalinité. La seule indication
que recevaient les buveurs, avant mon arrivée,
était de se rendre à telle ou telle source, et d'y
puiser trois ou quatre verres d'eau, soir et matin,
et souvent plus; car les malades sont toujours
disposés à dépasser la dose prescrite par le médecin, tant ils sont désireux, et on le conçoit, de
se débarrasser au plus vite de leurs infirmités, et
d'abréger le plus possible la durée du séjour; de
telle sorte que s'ils arrivaient au degré de saturation convenable, ils le devaient bien plus à un
heureux hasard, qu'à une direction raisonnée de
leur manière d'agir. Cette marche peu régulière
avait deux inconvénients également funestes,
qui étaient de prendre trop ou trop peu d'eau;
ce qui ne saurait arriver après l'examen chimique
que j'ai, le premier, mis en usage d'une manière

méthodique, avec un grand avantage et sans a
cun des inconvénients attachés à la méthode h
bituelle, dite *à discrétion*, ou bien, suivant
tolérance des malades.

Cette méthode, que j'emploie journellemen
consiste à constater tous les matins dans les h
meurs, et particulièrement dans l'urine ou l
sueurs, à l'aide des papiers réactifs de curcum
ou de tournesol, ce dernier rougi par un acid
faible, la quantité d'eau minérale nécessaire
chaque individu pour modifier son état humor
acide et l'élever au degré de saturation convena
ble, afin de pouvoir, par ce moyen bien simpl
diminuer ou augmenter la quantité d'eau miné
rale, suivant qu'il y a dans le corps excès ou in
suffisance d'alcalinité. L'alcalinité n'est ici qu'u
moyen précieux que la chimie nous offre pou
mesurer, si je puis m'exprimer ainsi, la quantit
d'eau minérale qui convient à chaque constitution
un thermomètre destiné à faire connaître l'éta
de nos humeurs pendant la cure; une boussole
enfin, qui doit servir de guide aux malades e
aux médecins, et non point seulement pour constater la présence d'un agent thérapeutique su
lequel doit reposer toute la puissance des source
de Vichy; car, il faut le reconnaître, les autres
éléments de l'eau sont, sans aucun doute, tou

aussi utiles à la guérison que le bicarbonate de soude, dont on ne peut incontestablement les séparer sans détruire à l'instant l'harmonie ou la solidarité d'action du médicament dont l'ensemble constitue le traitement par les eaux de Vichy.

Je dirai à ceux qui se font un métier de critiquer les idées des autres, s'imaginant par là faire étalage d'un grand savoir : *qu'en toute chose, il ne faut ni aller au delà, ni rester en deçà du but;* inconvénients graves, dont le procédé que j'ai indiqué peut, à lui seul, mettre à l'abri.

Cette manière régulière de faire usage des eaux a été appliquée, non-seulement aux malades de l'hôpital militaire, mais encore aux personnes étrangères à cet établissement. De telle sorte que j'ai été conduit par là à m'assurer que les anciens médecins s'approchaient bien plus de la vérité que ceux d'aujourd'hui, dans les quantités nécessaires au traitement de chaque malade. Les anciens intendants ou médecins des eaux étaient, avec raison, très-réservés dans les doses d'eau minérale à faire prendre en boisson ; car Fouet recommande très-expressément de ne les boire qu'à petites doses et de n'augmenter que par huit onces; d'autre part, il nous dit que, si l'on veut les prendre avec fruit, il ne faut en boire que trois ou quatre verres par jour, pendant trente ou qua-

rante jours, afin de donner le temps au sel d'ag
sur les humeurs qui lui résistent longtemps, et su
lesquelles, quand on les presse, dit-il, elles n
font que glisser et n'emportent rien.

Comment, en effet, ne pas s'exposer à de sem
blables mécomptes et ne pas occasionner de vio
lentes inflammations gastro-intestinales en buvan
des dix, quinze et vingt verres d'eau minéra
pure, et quelquefois plus, alors que la peau
organe beaucoup moins impressionnable que l'es
tomac, ne peut, sans s'enflammer, supporte
longtemps le contact de cette même eau pure
En général, et quelle que soit d'ailleurs sa nature
une trop grande quantité de liquide dans l'esto
mac le fatigue : elle diminue son énergie, ren
les digestions subséquentes plus pénibles; puis
arrive parfois de la diarrhée, des coliques ou de
gonflements, et la santé peut alors être grave
ment compromise.

Il vaut mieux, dans tous les cas, boire moin
que trop, puisque des accidents graves sont souvent la conséquence de cette intempérance. Quel
ques médecins ont pensé que lorsque les eau
avaient un effet purgatif, elles étaient plus avan
tageuses pour les malades. Tardy pense, au contraire, que cet effet doit être évité; mais que si
par hasard, on est désireux de l'obtenir, il n'y a

qu'à boire vite et beaucoup à la fois. Ces sources, il faut le dire, n'agissent jamais plus sûrement que lorsqu'elles ne causent aucun dérangement du côté des voies digestives.

On se plaint souvent que ces eaux portent à la tête, qu'elles échauffent ou causent de la diarrhée, des pesanteurs d'estomac suivies de crampes ; qu'elles affaiblissent le cœur ; qu'elles déterminent des gonflements de ventre, avec irritation de l'estomac et des intestins, accompagnée de chaleur à l'anus, avec démangeaisons à la peau. Tout cela tient le plus souvent à la trop grande quantité d'eau bue dans un trop court espace de temps, et dont l'écoulement n'a pu se faire dans les mêmes proportions, ni par les urines, ni par la transpiration.

A l'aide du procédé dont j'ai parlé, je suis parvenu à reconnaître des différences individuelles bien grandes de saturation ; ainsi, j'ai vu des malades être complétement alcalisés avec deux verres d'eau minérale pendant vingt-quatre heures, chaque verre ayant une contenance de 250 grammes ; tandis que d'autres ne parvenaient à manifester des traces d'alcalinité qu'après en avoir avalé quinze ou vingt verres. Il est facile de concevoir par là combien, avec une eau aussi énergique, il eût été dangereux et compromettant d'en boire, dans le premier cas, huit ou dix verres seulement, ainsi que cela se pratique journellement parmi les malades, et, à plus forte raison, si cette dose eût été poussée plus loin, comme on le voit très-fréquemment. Il faut cependant que la quantité soit assez élevée, sans quoi les acides de l'estomac pourraient s'emparer de tout l'alcali ; et, dans ce cas, le sang et par suite tous les organes s'en trouveraient privés, et le traitement, dès lors, serait incomplet.

J'ai vu également, à l'aide de ce moyen d'appréciation, que les constitutions délicates, que les malades les plus affaiblis par de graves ou longues maladies, étaient ceux qui se trouvaient saturés avec des doses très-minimes, un ou deux verres, par exemple ; tandis que les personnes les plus fortes étaient celles qui se trouvaient les plus réfractaires à l'alcalisation.

Cette observation est de la plus haute importance pratique, car ce sont précisément les plus faibles et les plus malades qui, par ces motifs, se croient dans la nécessité d'en prendre des quantités plus fortes. Tout cela nous explique maintenant les nombreux accidents qui se remarquent si souvent parmi les buveurs, alors qu'ils ne prennent pour guide que leurs propres sensations, et pour règle de conduite que les dérangements apportés dans l'ordre des fonctions.

Il arrive souvent qu'en prenant les eaux à *discrétion*, quelques malades supportent des doses considérables d'eau avec un amendement rapide dans les symptômes de leur maladie; puis il arrive, tout à coup, que ces personnes se trouvent incommodées et forcées de cesser le traitement pour le reprendre plus tard ; mais ce retour n'est pas toujours possible, soit par dégoût, soit par intolérance de la part de l'estomac, qui se trouve ordinairement fatigué par ces doses outre mesure administrées dès le début. Il est cependant quelques constitutions rebelles, rares à la vérité, qui ne sont nullement influencées par l'action des eaux, et chez lesquelles la manifestation alcaline se produit très-difficilement. Dans ce cas, il ne faudrait pas insister pour l'obtenir, dans la crainte d'irriter les voies digestives. Cela prouve seulement qu'il existe des constitutions dont les humeurs sont très-acides et difficiles à être modifiées.

L'alcalinité disparaît souvent quand les malades veulent dépasser certaines limites ; il survient, dans ces cas, une espèce de fièvre générale ou locale, qui fait que les urines, qui étaient alcalines, peuvent, si le trouble général causé par l'eau est assez prononcé, devenir acides bientôt après.

Il serait certainement très-possible d'obtenir la guérison des maladies, par l'eau prise en boisson seulement ; mais il est préférable d'y joindre le secours puissant des bains. La meilleure manière de la prendre en boisson, c'est de la boire le matin, à jeun, en se promenant, et non dans sa chambre, ni dans le bain, comme quelques malades ont le tort de le faire. Je dois blâmer également l'usage, généralement répandu, de prendre les eaux alcalines coupées avec du vin, pendant le repas ; c'est un moyen auquel certainement ceux qui le conseillent n'ont point réfléchi, mais dont tout le monde comprendra l'inconvénient, quand on saura que le vin, à cause de son acidité naturelle, détruit complétement l'alcalinité de l'eau minérale, alcalinité qu'il importe tant de conserver, et qui constitue, pour ainsi dire, la partie active et essentielle de l'eau minérale de Vichy. Cette action neutralisante est tellement puissante, qu'un verre de vin rouge ordinaire de Bourgogne, qui n'est pas très-acide, détruit l'alcalinité de trois verres, de la même dimension, d'eau des Célestins, la plus alcaline de toutes les sources.

Les traces de la soude, chez les individus qui ont été alcalisés pendant plusieurs jours de suite, ont une durée variable après la cessation de tout traitement. C'est ainsi que nous avons vu des malades conserver des urines alcalines pendant huit ou dix jours, alors même qu'ils n'avaient pris, pour être saturés, que de très-faibles doses d'eau, deux verres, par exemple, en vingt-quatre heures. Pour maintenir l'alcalinité des urines d'une manière durable avec une quantité d'eau moyenne, il est essentiel que les malades s'abstiennent de vin, d'acides et qu'ils observent un régime convenable.

Un fait assez remarquable et digne d'attention, c'est que les urines, alcalines avant les repas, cessent de l'être chez la plupart des malades dès que la digestion commence, à moins qu'elle ne soit très-légère, pour ne reprendre leur alcalinité qu'après que cette fonction est terminée. Cet état dure quelquefois cinq à six heures, suivant que la digestion individuelle est plus ou moins longue à se faire. Ce fait physiologique pourrait servir, en outre, à constater également la durée du travail digestif chez les différents individus. Ce changement assez curieux ne peut s'expliquer qu'en admettant que l'alcalinité du sang, fournie par les eaux de Vichy, se trouve détruite pendant l'acte de la digestion, durant lequel toutes les matières introduites dans l'estomac passent à l'état acide, ainsi que le prouvent d'ailleurs les belles expériences de Montègre. Le suc gastrique, disent également MM. Tiedman et Gmelin, est peu acide et en petite quantité avant la digestion ; mais il augmente, sous ce double rapport, après l'ingestion des substances alimentaires ; or, dès que cette fonction est terminée, le sang ne recevant plus les principes acides qui détruisaient son alcalinité artificielle, les produits sécrétés reprennent alors leurs propriétés alcalines momentanément suspendues. Le mouvement fébrile que détermine la digestion n'est pas étranger non plus à ce changement passager de l'alcalinité des fluides.

Les accès de fièvre, les digestions laborieuses, la diarrhée, les peines morales, les fatigues, les émotions, les veilles prolongées, ainsi que toutes les causes qui peuvent amener un trouble quelconque dans l'économie, physique ou morale, ramènent promptement l'acidité dans nos humeurs, auparavant alcalisées ; cela prouve, d'autre part, combien l'acidité augmente, toutes les fois qu'il s'opère en nous une perturbation dans la marche régulière de nos fonctions.

La variété des tempéraments, ainsi que des maladies, fait qu'il existe des personnes qui sont très-sensibles ou très-réfractaires à l'action des eaux. Il importe, d'après cela, de bien connaître et la maladie et la constitution du malade, afin que le médecin puisse juger du parti qu'il peut tirer des eaux, en arrêter ou en augmenter l'emploi, suivant les indications.

Durée du traitement.

La durée de la saison des eaux est une question difficile à résoudre; elle est subordonnée à une foule de circonstances que personne ne peut déterminer d'avance, vu que pour certaines affections la guérison pourra avoir lieu au bout de quelques jours, tandis que pour d'autres il faudra plusieurs mois, et même des années. Cela doit dépendre évidemment de la gravité des maladies et de la tolérance des malades pour ce médicament.

Tardy pensait, relativement à la durée du traitement, que pour désobstruer les humeurs il fallait huit jours seulement, en ne prenant jamais plus de quatre verres par jour; et encore, dit cet auteur, cette dose est-elle trop considérable. Pour guérir une infirmité ordinaire, il faut quinze jours; et pour détruire les obstructions enracinées, les paralysies, les engorgements du foie, de la rate, etc., deux ou trois mois, en ayant soin de prendre, tous les huit jours, quelques jours de repos. Il recommandait, à ceux qui partaient de faire usage des eaux huit ou dix jours par mois, dans le courant de l'année.

« On s'abuse étrangement, dit Tardy, si l'on « pense qu'en prenant chaque matin six ou huit « livres d'eau, ou trois ou quatre pintes, pendant « vingt jours consécutifs, on doive en attendre « les mêmes succès que ceux qu'on a lieu d'es- « pérer lorsqu'on emploie deux mois pour en « consomer la même quantité.

« Cet abus, continue le même auteur, est beau- « coup moins à craindre pour les personnes qui « n'ont que de petites maladies à combattre que « pour celles qui en ont de graves. »

Dans tous les cas, voici, sous ce rapport, ce que l'expérience nous a permis de recueillir dans le service de l'hôpital militaire de Vichy : tous les malades qui étaient atteints d'engorgement du foie ou de la rate ont été mesurés tous les quinze jours, ainsi que l'organe malade ; cette opération a été faite avec le plus grand soin pendant une période de deux mois ; et au bout de ce temps il est résulté de nos diverses épreuves que ceux qui, après un mois ou quarante jours, n'avaient pas encore éprouvé de diminution dans le volume de l'engorgement, n'ont rien gagné par la suite, car leur état est resté stationnaire jusqu'à leur sortie de l'hôpital, malgré la continuation du traitement, qui a duré soixante jours pour les plus graves. Il faut ajouter aussi que, dans les derniers jours, la faiblesse musculaire et l'espèce de dégoût que les malades éprouvaient à boire, nous ont mis dans la nécessité de ralentir les eaux, et même de suspendre pour quelques-uns le cours du traitement ; ce qui tendrait à prouver qu'après quarante jours de séjour bien employés, les malades peuvent, en général, se considérer comme ayant satisfait aux exigences d'une saison complète; de telle sorte que si, à cette époque, ils ne sont pas guéris, il est préférable de les renvoyer à une autre année, plutôt que de les obliger à continuer péniblement un traitement qu'ils finissent toujours par prendre avec dégoût, et, par suite, sans aucun bénéfice pour leur santé.

Il est d'observation que les saisons à Vichy, sous le rapport de leur durée, peuvent être divisées en trois catégories : elles seront de vingt jours pour les affections légères, de trente jours pour les moyennes, et de quarante jours pour les plus graves, les plus enracinées. C'est un moyen dont il ne faut pas abuser, car on voit souvent qu'une fois l'impulsion donnée, l'action vitale des organes malades, mise en jeu par les eaux, suffit ensuite pour achever la guérison. L'effet consécutif de la cure n'est pas toujours visible au moment du départ des malades ; ce n'est ordinairement qu'au bout d'un ou de plusieurs mois après avoir cessé les eaux, que la personne pourra juger du résultat définitif du traitement.

Précautions observées anciennement.

Après avoir étudié tous les écrits qui ont été publiés sur les eaux de Vichy, on ne doit plus être surpris aujourd'hui des cures remarquables qu'on voyait autrefois, et qui se réaliseraient très-facilement de nos jours, si l'on voulait se soumettre à toutes les privations et précautions minutieuses des temps passés. Pour mieux faire ressortir à cet effet la différence qui existe entre ce qui se faisait jadis et ce qui se fait actuellement, et comparer la différence des résultats obtenus aux deux époques, nous rappellerons que les anciens médecins recommandaient à leurs malades, plus obéissants qu'aujourd'hui aux prescriptions du médecin, de vivre très-régulièrement quinze ou vingt jours avant de se rendre aux eaux ; de n'y arriver qu'à petites journées, de manière à ne pas perdre le sommeil pendant tout le voyage ; de se reposer, en arrivant, deux ou trois jours de suite ;

de se passer de domestique, et d'éloigner tous les soins et inquiétudes, de quelque nature qu'ils fussent. Quelques malades se faisaient saigner plusieurs fois, d'autres se purgeaient; le tout pour se disposer à l'usage des eaux. D'autres fois, on leur faisait boire trois verres d'eau minérale, pendant trois ou quatre jours, avant de prendre le purgatif, afin de détremper les humeurs et faciliter l'action purgative des médicaments. On conseillait aux malades de manger seuls, pour ne pas s'exposer à manger par complaisance; de ne pas dormir après les repas, de prendre les eaux par petites quantités, de 16 à 20 onces, et d'aller ensuite en augmentant de 6 en 6 onces, jusqu'à ce qu'on fût arrivé à la dose qu'on ne devait pas dépasser. L'eau en boisson devait être prise le matin, en s'arrangeant de manière à avoir fini le dernier verre à huit heures pendant les chaleurs, et à neuf dans les temps frais. On disposait les personnes en leur faisant prendre préalablement du bouillon de poulet ou de veau, dans lequel on ajoutait de la chicorée sauvage, de la laitue et de la poirée; on avait remarqué que, par suite de ces précautions, les effets des eaux étaient beaucoup plus prompts, plus souteuus et plus sensibles. Lorsque la maladie n'était pas grave, on faisait prendre au malade, dans le premier verre d'eau minérale, deux onces de manne ; d'autres fois , les individus ne se purgeaient qu'après avoir pris les eaux pendant quatre ou cinq jours.

Il faut, disait Tardy, que le malade s'adresse au médecin, non-seulement pour savoir si les eaux lui sont convenables, mais encore pour qu'il le dirige sur la source qui paraît convenir davantage à sa position et à son tempérament ; pour qu'il détermine la quantité et le temps pendant lequel on doit en faire usage, la composition du bain, sa durée, sa température, et apprécier si le malade a besoin d'être saigné ou purgé, ce qui est très-important pour les femmes à cause des règles, et pour les hommes à cause des hémorrhoïdes.

Nous arrêterons là le récit des précautions que l'on prenait anciennement, persuadé qu'elles suffiront pour éveiller l'attention des malades et leur faire comprendre que si on n'obtient pas aujourd'hui les guérisons miraculeuses d'autrefois, il ne faut pas s'en prendre tout à fait à la vertu des eaux, qui est toujours la même, mais bien au régime que l'on ne suit pas, et aux précautions hygiéniques qu'on ne prend plus. Je ne suis pas d'avis que les malades insistent, pendant les repas, sur l'usage exclusif des eaux alcalines ; il faut en tout une juste proportion, car il serait à craindre que toute l'acidité du suc gastrique, dont une partie est nécessaire à une bonne digestion stomacale, ne fût détruite complétement, ce qu'il faut éviter.

Principes hygiéniques à observer.

Lorsque la santé est compromise, on ne saurait examiner de trop près les conditions hygiéniques qu'il convient d'employer pour redonner au sang les éléments de vie qu'il a perdus, ainsi que les soins à prendre pour favoriser les propriétés des médicaments dont on doit faire usage : un air pur, un climat doux, un sol peu humide, d'un aspect agréable, abrité contre les vents du nord et de l'ouest, sont les premières conditions qu'il est convenable d'observer ; en choisissant des lieux conformes à cette indication, il est rare qu'on n'obtienne pas déjà d'innombrables avantages pour le rétablissement de sa santé. Sous ce rapport, Vichy et ses environs n'ont rien à envier aux pays les plus favorisés. Pour répondre à toutes ces indications et ne rien négliger pour seconder l'effet salutaire du traitement, j'ai vu, par les questions qui m'ont été adressées, qu'il m'était indispensable de faire connaître en détail les règles hygiéniques à observer pendant comme après le traitement.

Habitation. — Les divers hôtels ou logements particuliers de Vichy réunissent en général toutes les conditions hygiéniques que réclame la position des personnes qui viennent y chercher la santé. Toutes les habitations ne réunissent pas, il est vrai, une exposition parfaite, mais elles sont bien distribuées, et leur construction en pierres granitiques scellées à la chaux les rend très-propres à conserver la sécheresse des appartements. Les rues, dans le nouveau Vichy, sont larges, l'air s'y renouvelle et circule facilement ; les jardins sont spacieux et les promenades nombreuses. Le parc, par sa position centrale, ses belles allées, ses gazons et ses beaux arbres, rend de grands services aux malades en leur procurant la facilité de se livrer à l'exercice de la promenade, dans les courts instants de liberté que leur laissent les diverses parties du traitement. L'exposition la plus favorable que les malades doivent rechercher pendant les chaleurs de l'été est, sans contredit, le nord, l'est ou l'ouest, comme susceptible d'amener un air moins chaud et plus tempéré.

Vêtements. — La nature des vêtements n'est pas aussi indifférente qu'on pourrait le penser de prime abord à l'effet de seconder et rendre plus efficace encore le résultat des eaux. Il convient de choisir ceux qui sont surtout favorables à l'absorption de la sueur ; sous ce rapport, tous les tissus de laine occupent le premier rang ; ils ont, en outre, l'avantage de pouvoir renfermer une très-grande quantité d'humidité, sans qu'elle soit très-sensible à la peau.

Après ces tissus, considérés comme matière absorbante, viennent ceux de coton ; ceux-ci sont peut-être préférables, n'ayant pas, autant que ceux de laine, la faculté de conserver les miasmes et les odeurs, ni l'inconvénient de produire sur la peau de quelques personnes une irritation quelquefois insupportable. D'après toutes ces considérations, les malades auront soin d'appliquer sur le corps, soit avant le bain, soit après, des chemises ou peignoirs de coton, comme le moyen le plus efficace de réunir tous ces avantages à la fois. Les tissus de lin et de chanvre sont moins favorables que ceux dont je viens de parler, parce qu'ils se mouillent et se sèchent trop rapidement, et qu'ils produisent par là un abaissement de température très-désagréable au corps. Il est utile, en général, que les malades s'habillent chaudement. Cette précaution est d'autant plus nécessaire, que la peau, excitée par la chaleur de l'air, par les bains ou les douches, devient très-impressionnable aux influences atmosphériques.

Aliments. — Le pain, étant le principal aliment de l'homme, doit être préparé avec la farine de froment, blanc, léger et bien levé ; celui qui se trouve sur les tables de Vichy réunit toutes ces conditions ; il est, par conséquent, très-nourrissant et de facile digestion. Cependant, comme il arrive quelquefois qu'il laisse à désirer sous le rapport de la blancheur, je dois prévenir les malades que ce défaut ne lui est pas nuisible ; et qu'il ne tient pas non plus à la nature séléniteuse ni alcaline des eaux des puits, comme quelques personnes l'ont supposé, mais bien aux diverses natures de terrains des environs de Vichy d'où provient le blé.

Au nombre des aliments de nature végétale dont les malades peuvent faire usage sans contrarier l'effet des eaux, nous signalerons d'abord tous ceux qui sont à base de fécule, tels que le sagou, le gruau, le tapioca, le riz et les pâtes d'Italie ; cette classe d'aliments passe avec facilité, et répare très-promptement les forces des gens faibles. Viennent ensuite, parmi les végétaux, les épinards, la laitue, la chicorée, les carottes, les asperges, les cardons, les salsifis, les réceptacles d'artichauts, les choux-fleurs ou de Bruxelles, les pommes de terre, les pois et haricots verts. La

nature de tous ces légumes se concilie parfaitement avec les propriétés chimiques des eaux ; ils
ont, en outre, l'avantage d'être légers, adoucis-
sants et d'une digestion facile.

Toutes les substances alimentaires du règne
animal peuvent être employées indistinctement
sans détruire ni compromettre le résultat de la
cure ; toutefois, il sera nécessaire de faire un
choix, à cause de leur digestibilité ; c'est pourquoi nous mettrons en première ligne, comme
étant favorables de leur nature, les aliments suivants : le lait, les œufs, les viandes de bœuf
et de mouton, le veau, le poulet, l'agneau,
le pigeon, le dindon, le canard domestique et le
lapin privé, attendu que toutes ces substances conviennent particulièrement aux estomacs des personnes affaiblies. Quant au gibier, tel que perdrix, caille, grive, bécasse, lièvre, la chair de ces
animaux est sans doute fort agréable au goût,
mais aussi d'une digestion difficile et d'une nature
qui convient peu aux estomacs maladifs ou déli-
cats. En général, les viandes conviennent mieux
rôties que bouillies, parce que le rôti bien fait
conserve à la viande son principe alibile ou nour-
rissant, et lui donne cette belle couleur brune ca-
ramel qui rend sa digestion plus facile ; ce mode
de cuisson fait perdre en même temps aux viandes

blanches leur saveur fade et leur donne le stimu-
lant nécessaire pour réveiller les forces de l'estomac. Le poisson, dont la chair est généralement
d'un goût agréable, tendre et d'une digestion facile, provient, à Vichy, des rivières de la localité
ou des environs. Le saumon est le seul dont on
doive faire usage avec modération, parce qu'il est
très-nourrissant et d'une digestion moins facile
que les autres.

Le beurre, le chocolat, les pruneaux cuits et
les fromages ordinaires qui ne renferment pas
d'*acides*, peuvent sans inconvénient servir à la
nourriture des personnes qui boivent les eaux,
excepté toutefois le fromage à la crème, comme
nous le verrons plus loin. La salade ne serait pas
nuisible, si l'on pouvait se passer d'introduire dans
son assaisonnement du vinaigre et du poivre. Les
fruits secs, les amandes pralinées, ainsi que toutes
les sucreries qui forment en grande partie les des-
serts des tables de Vichy, ne sont point contraires,
si ce n'est que la digestion en est très-difficile, et
qu'il faut être très-sobre dans leur usage.

Les fruits, comme nous allons le voir bientôt,
doivent être bannis de l'alimentation ; cependant,
comme toutes les personnes qui viennent prendre
les eaux ne sont pas gravement malades, celles qui
n'ont que des affections légères pourront suivre

avec moins de rigueur, sous ce rapport, les règles indispensables d'un traitement sérieux ; c'est pourquoi ces personnes pourront faire usage, d'une manière très-modérée toutefois, de quelques fruits choisis dans l'ordre suivant : les prunes de reine-claude, les pruneaux cuits, les abricots, la pêche de jardin, les figues, les framboises, le melon, le raisin et les dattes, ainsi que les confitures ou compotes préparées avec ces mêmes fruits.

Il est arrivé souvent que les malades m'ont demandé ce que je pensais de l'usage des glaces ou des sorbets. J'ai toujours répondu que ces rafraîchissants, pris avec modération, n'avaient rien de nuisible à l'action des eaux, mais qu'il fallait éviter seulement de les prendre au moment où le corps se trouve dans une abondante transpiration, pour ne pas déranger sa santé.

Quant au café, il doit être interdit aux personnes nerveuses, à cause de la stimulation cérébrale, mais passagère qu'il développe. Pour les autres, si elles en prennent ordinairement, elles pourront le continuer, en ayant soin de ne le prendre que très-léger. Le thé également, s'il n'agite pas, peut être autorisé, sans crainte de nuire à l'efficacité du traitement.

Aliments dont on doit se priver.

Après avoir désigné d'une manière générale, comme je viens de le faire, les aliments dont on peut faire usage, je vais indiquer également, dans le même ordre, ceux qui peuvent produire sur la santé des malades quelques influences fâcheuses, d'abord à cause de la difficulté de leur digestion, mais plus particulièrement encore sous le rapport des phénomènes chimiques, dont le résultat serait de paralyser l'action d'un des éléments essentiels de l'eau, du bicarbonate de soude, et de nuire, par conséquent, à l'efficacité de la cure.

Au nombre des aliments dont la digestion est difficile, nous trouvons, parmi ceux qui appartiennent au règne animal : le cochon, l'oie, le canard sauvage, le lièvre, et généralement toutes les viandes noires, dont il serait dangereux de faire une nourriture constante, car elles ne conviennent guère qu'aux estomacs des personnes qui se livrent à la fatigue, et nullement à l'estomac des personnes souffrantes ; elles ont, en outre, l'inconvénient grave d'augmenter l'élément acide dans nos humeurs, et de diminuer la quantité des urines ; tandis que les aliments de nature

végétale donnent des résultats entièrement op-
posés. Les viandes fumées, les anchois, les sar-
dines ou poissons marinés, les pâtisseries, les
fritures où le beurre et la graisse dominent, sont
des aliments très-lourds, très-indigestes ; c'est
pourquoi les malades feront bien de s'en abstenir.

Tous les légumes secs doivent être rejetés, à
cause de leur enveloppe, qui est toujours d'une digestion difficile ; il en sera de même des champi-
gnons. Le poivre, comme tous les aliments épi-
és, étant incendiaire, doit être repoussé. L'oignon
bien cuit, et en petite quantité, est sans inconvénient, de même que le sel, qui ne doit jamais
être en excès dans les assaisonnements.

Parmi les aliments de la seconde catégorie,
c'est-à-dire ceux qui sont nuisibles par leur nature, nous trouvons en première ligne les fruits ;
mais, avant d'aller plus loin, je crois qu'il est
nécessaire, pour mieux convaincre les malades de
ce danger, de donner un aperçu succinct de la
composition chimique des fruits, afin que ceux
qui voudront s'éclairer, et ne plus marcher dans
une vieille et pernicieuse routine, puissent apprécier scientifiquement la valeur de cette recommandation.

Les fruits font partie de cette classe d'aliments
que l'on appelle *gommeux*, *muqueux* et *sucrés* ;

mais, à côté de ces principes constituants, il s'en trouve d'autres que l'on connaît sous le nom d'acides, qui sont : les acides malique, acétique, citrique, tartrique, oxalique et gallique, principes qu'on doit reconnaître, tout d'abord, pour être des plus nuisibles à l'action ainsi qu'au résultat salutaire des eaux, parce qu'ils détruisent complétement leurs propriétés alcalines, propriétés pour lesquelles les malades viennent tout exprès, et souvent de fort loin, aux sources de Vichy. Dans cet état de choses, disons-le franchement, puisque c'est la vérité, les personnes qui font usage de ces fruits, au lieu d'avoir introduit dans le sang du bicarbonate de soude, comme c'était leur intention, n'y ont infiltré, au contraire, que des tartrates , des citrates ou des acétates de soude, sans propriétés alcalines, et dont les effets, ainsi que nous le voyons journellement lorsque nous employons ces préparations dans les diverses maladies, sont tout à fait différents et nullement analogues à l'action du bicarbonate alcalin. Ces combinaisons nouvelles, en dénaturant complétement les sels de Vichy, détruisent, par conséquent aussi, les propriétés particulières et spéciales des eaux, et annulent les effets salutaires qui doivent en être le résultat. Au nombre de ces fruits malfaisants, nous citerons l'orange, le ci-

ron, les cerises, les fraises, les groseilles, les
hommes, les poires et les prunes ordinaires de la
saison, ainsi que les compotes ou confitures préparées avec ces mêmes fruits.

L'action des fraises, que quelques médecins
recommandent positivement, et que d'autres laissent manger aux malades pendant le traitement,
comme une chose indifférente, est cependant si
peu en harmonie avec la nature des eaux, et si
peu conforme au traitement alcalin, que je dois
ci, pour démontrer toute l'inconséquence et la
égèreté de semblables conseils, citer l'observa-
ion qui m'a été racontée par M. le professeur
allemand, membre de l'Institut, et que je rap-
orte ici avec son autorisation. Voici le fait :
« Pendant son séjour à la Faculté de Montpellier,
lusieurs malades étant venus, à diverses époques,
e consulter pour des irritations légères de l'ap-
areil digestif, et leur ayant conseillé, à titre de
médication rafraîchissante et tempérante, de faire
usage des fraises, il fut fort étonné d'entendre
ire, quelques jours après, pour la première fois,
la plupart de ces malades, qu'ils rendaient par
es urines les fraises dont ils faisaient usage.
Quoique la chose fût évidemment impossible, le
célèbre professeur voulut néanmoins vérifier la
nature du fait, et il vit que les prétendus pepins

n'étaient autre chose que de l'acide urique qui, sous forme de sable, se déposait au fond du vase. Il va sans dire que ce phénomène disparaissait aussitôt que les malades cessaient de manger des fraises. Ce qu'il y a de certain dans toutes ces réactions, c'est que là où les acides arrivent, le sang perd son alcalinité et prend passagèrement un état acide.

Le fromage à la crème, dont les tables de Vichy sont si largement pourvues, étant très-acide, doit être également rejeté. Il n'est pas douteux, d'après ce qui précède, que les personnes qui, pendant leur traitement, auront ainsi enfreint les règles d'une hygiène aussi rationnelle, n'aient plus tard de grands reproches à se faire, quand elles verront que leurs infirmités n'ont rien perdu de leur intensité. Celles qui connaissaient le danger regretteront alors, mais un peu tard, ainsi que beaucoup m'en ont fait l'aveu, d'avoir cédé trop légèrement à une funeste envie d'intempérance, ainsi qu'à des conseils irréfléchis, ou plutôt donnés par un système bien arrêté d'opposition. Aujourd'hui les malades, mieux avertis de l'écueil qu'ils doivent éviter, obtiendront, sans aucun doute, à la suite de ce traitement, un soulagement plus grand et des guérisons plus certaines.

Boissons alimentaires.

L'eau pure et limpide est certainement la plus saine, comme aussi la plus salutaire de toutes les boissons. Elle est le meilleur et le plus actif de tous les dissolvants connus ; car aucun ne facilite autant les digestions, et ne donne au chyme et au chyle la consistance, la douceur et la légèreté qui conviennent à leur absorption et à leur circulation dans les étroits vaisseaux chylifères. Elle remplace, en outre, avec le plus grand avantage, la partie séreuse du sang qui s'échappe continuellement par les divers pores du corps, surtout pendant l'été ; l'homme d'ailleurs qui ne boit que de l'eau a toujours le teint frais, l'esprit plus libre, le caractère plus doux, plus égal, et la santé mieux affermie. On voit, par là, qu'aucune boisson ordinaire ne peut la remplacer, et venir aussi bien qu'elle au secours de nos organes et de nos fonctions.

L'eau douce que l'on trouve dans les puits de Vichy possède, en outre des sels ordinaires des eaux potables, des propriétés alcalines plus ou moins prononcées, que les pluies augmentent par le lessivage des terres environnantes. Celle qui alimente les fontaines publiques vient, par des conduits souterrains, des montagnes voisines du Vernay. Elle réunit toutes les conditions d'une eau douce de bonne qualité. Celles de l'Allier et du Sichon sont encore plus pures, ainsi que je m'en suis assuré par diverses analyses.

L'eau de la source des Célestins convient très-bien aux malades qui désirent faire usage d'eau minérale à leurs repas ; il faut seulement qu'elle soit prise pure ou coupée avec l'eau douce, mais jamais avec le vin. Le vin, ainsi que toutes les liqueurs fermentées , ne peut rigoureusement convenir pendant qu'on boit les eaux de Vichy. Une simple énumération des éléments que renferment ces boissons fera mieux apprécier , je pense, l'inconvénient qu'il y a à ne pas suivre ce conseil.

Le vin se compose d'alcool, de sucre, de tartrate *acide* de potasse et de chaux, de sulfate et d'hydrochlorate de potasse et de soude , d'une matière colorante, et enfin d'*acide acétique* ou *vinaigre*.

La bière contient moins d'alcool, un peu plus de matière sucrée, un principe amer, de la fécule, une matière végéto-animale, du phosphate de chaux, de l'acide carbonique, et de plus de l'*acide acétique* et *malique*. Le cidre est dans le même cas.

On voit évidemment, d'après l'énumération

de tous ces principes constituants des liqueurs
alimentaires dont nous faisons habituellement
usage, qu'elles ne peuvent qu'être nuisibles à l'action médicamenteuse des sources, et par conséquent
au bienfait de la cure. Toutes ces boissons, mélangées avant ou pendant qu'elles sont dans l'estomac et qu'elles cheminent à travers la circulation
veineuse, pour aller jusqu'au foie, se combinent,
décomposent et neutralisent le principe alcalin
des eaux, et forment avec lui des sels neutres,
d'où découlent des propriétés étrangères, et enfin
des résultats nuls ou différents de ceux qu'on es-
pérait obtenir. Quelques chimistes ont écrit que
tous les acides organiques étaient détruits ou brû-
lés par l'oxygénation pulmonaire et transformés en
carbonates, ce qui a fait dire à quelques médecins
qu'on pouvait, sans inconvénients, prendre des
acides en buvant les eaux alcalines. Sans vouloir
contester ici cette combustion, on ne peut cependant se refuser à reconnaître, ainsi que nous l'a-
vons vu en parlant des maladies du foie, que
cette décomposition neutralisante, par le mélange
hétérogène des acides avec les alcalis, détruit
l'efficacité spéciale de l'eau de Vichy, à l'égard
d'une grande partie de nos organes; cet effet a lieu
durant le long trajet qu'elle a à parcourir, à l'abri
de toute décomposition étrangère à l'organisme,

avant d'arriver jusqu'aux poumons ; région enfin où ces acides étrangers doivent devenir des carbonates , après avoir chassé ceux qui se trouvaient tout naturellement et très-utilement dans les eaux.

Ces phénomènes de décomposition sont d'ailleurs si rapides et si évidents pour tout le monde, que les malades les voient tous les jours s'opérer sous leurs yeux toutes les fois qu'ils mélangent les eaux de Vichy avec le vin ou d'autres boissons acides, car les carbonates de soude se laissent décomposer, en tout lieu, par des acides très-faibles; et ce qui prouve que ces acides ne sont pas dénaturés dans l'économie et qu'ils peuvent retenir dans cet état les sels de Vichy, jusqu'à ce qu'ils soient éliminés du corps, comme le sont toutes les substances non assimilables, le bicarbonate lui-même, c'est que les chimistes Reil et Woehler, dans leurs expériences sur les urines, ont parfaitement retrouvé les acides citrique, gallique, et autres acides végétaux, de même que Morichini.

Or, vouloir admettre, malgré la preuve matérielle des faits, un semblable mélange , sans qu'il puisse être nuisible à la nature spéciale de l'eau, c'est vouloir se tromper soi-même et nier l'évidence. Mais il y a des gens qui éprouvent un plaisir tout particulier à nier et à combattre ce que le sens commun admet et dont l'aveu, pour eux, est chose impossible.

Le vin, dans tous les cas, n'est pas d'une nécessité indispensable ; c'est plutôt le résultat d'une mauvaise habitude de notre civilisation; car les Arabes, les Turcs et bien d'autres peuples encore n'en font point usage, et cependant cela ne les empêche pas de jouir d'une santé tout aussi énergique que la nôtre, soit sous le rapport physique, soit sous le rapport moral. Quel inconvénient d'ailleurs y aurait-il à se priver de vin pendant un mois, par exemple, temps que dure une saison de Vichy?

Si cependant des malades, soit par habitude, soit par raison de santé, se trouvaient dans la nécessité de boire du vin, cette boisson sera coupée avec de l'eau douce et non avec l'eau minérale. Les vins de Bourgogne, et surtout de Bordeaux, doivent être préférés, comme étant plus légers et moins acides que les vins ordinaires du pays. Je recommande en particulier ceux de Bordeaux, comme très-utiles aux malades atteints d'affections gastriques ou intestinales simples ou légères.

Sommeil. — Le sommeil, étant le silence des sens et des mouvements volontaires, doit être modéré, de six à huit heures par exemple. Un

sommeil porté à l'excès est toujours contraire à
la santé ; il rend le corps faible, lâche, mou, lourd
et pesant ; le sang s'épaissit, son cours se ralentit
et produit un embonpoint excessif ; tandis qu'un
sommeil modéré rétablit les forces du corps, le
rend plus agile, plus dispos, et l'esprit plus libre.
Il faudra, par conséquent, que les malades se cou-
chent et se lèvent de bonne heure.

Dormir dans la journée est une mauvaise habitude : cette disposition, quand elle existe, est
toujours due à la mollesse ou à une alimentation trop abondante. Ce sommeil, dans tous les
cas, est peu réparateur ; il laisse la bouche
amère, pâteuse, et la tête pesante pour le reste
de la journée ; il peut cependant être nécessaire
aux personnes qui sont obligées de se lever de
très-grand matin pour prendre les bains ; dans
ce cas, le sommeil peut être permis, mais il faut
qu'il soit d'une heure au plus.

Règles générales d'hygiène à observer.

Après avoir passé en revue, ainsi que nous
venons de le faire, les qualités utiles ou nuisibles
des aliments, il existe encore une autre recommandation relative à la connaissance des substances qui, indépendamment de leur nature, con-

viennent plus particulièrement à chaque individu. L'expérience, sous ce rapport, peut mieux faire connaître aux personnes la règle d'après laquelle elles doivent se guider ; toutefois , je vais indiquer ici d'une manière générale quelles sont les principes d'hygiène qu'il convient de mettre en pratique.

Disons d'abord qu'il est aujourd'hui reconnu que, pour qu'un homme se porte bien, il faut qu'il fasse usage d'aliments de nature végétale et animale, de manière à atténuer par cette combinaison les propriétés trop exclusives de chaque nature d'aliments en particulier. La sobriété, toutes choses égales d'ailleurs, est la condition indispensable pour rendre les eaux efficaces ; mais comme la quantité d'aliments est relative à chaque personne, il est par conséquent impossible de poser d'avance des règles précises à cet égard ; ce qu'il y a de certain, c'est qu'en général les malades mangent beaucoup tróp, et qu'ils ébranlent chaque fois par leurs excès les ressorts de leur constitution et détruisent immédiatement les effets des eaux, ce qui fait qu'un grand nombre retombent, ou restent constamment malades, ou bien ne retirent qu'un faible bénéfice de leur traitement. Il n'en serait pas ainsi, j'en suis certain, si chaque malade savait s'arrêter lorsque l'appétit ne se fait plus sentir. Deux repas suffisent, et encore faut-il qu'ils soient légers et que les mets soient simples, attendu qu'une alimentation trop considérable ou trop stimulante est incompatible avec le bon emploi des remèdes. L'estomac, d'ailleurs, ne peut être occupé par deux agents à la fois, cet organe ayant besoin de toutes ses forces pour soutenir l'action des eaux, faciliter leur passage dans le sang et par suite dans nos tissus. Il est à remarquer également que lorsqu'une personne, dans l'état de santé, prend une quantité d'aliments plus forte que celle qui lui est nécessaire pour vivre, l'excédant de cette nourriture se dépose dans toutes les parties du corps sous forme de chair et de graisse.

Indépendamment de ces maximes relatives à l'influence des digestions sur les eaux et leurs effets consécutifs, il en existe d'autres non moins importantes à observer, qui ont rapport à la température atmosphérique très-élevée au moment de la saison, attendu que l'estomac et le foie, au moment des chaleurs, acquièrent une activité et un volume plus considérables, que la sécrétion de la bile est augmentée et semble se répandre sur tout le corps. Il est facile, d'après cela, de voir combien les individus atteints d'affections du foie ou de l'estomac doivent, par conséquent, prendre de précautions sous le rapport alimentaire, s'ils veulent éviter d'aggraver leur maladie.

Il ne faut, dans aucun cas, user d'une trop grande variété de mets à chaque repas ; on ne doit faire usage que des plus simples, soutenir l'économie sans l'exciter.

« Lorsque je vois, disait Adisson, ces tables « modernes couvertes de toutes les richesses des « quatre parties du monde, je m'imagine voir la « goutte, l'hydropisie, la fièvre, la léthargie et la « plupart des autres maladies cachées en embus- « cade sous chaque plat. »

En résumé, nous devons prévenir les personnes que toute maladie exige un régime particulier, fondé sur la nature du mal et le degré de l'affection, soit aiguë, soit chronique ; à plus forte raison quand on doit appliquer à l'organisme l'action d'un remède aussi puissant et aussi énergique que l'est l'eau minérale de Vichy. Ce régime est plus utile ici que partout ailleurs, à cause de la nature du remède qui ne permet pas de faire usage de toute sorte d'aliments. Il ne suffit pas de boire de l'eau pendant un certain temps, il faut y joindre encore la plus grande sévérité dans la nature des aliments et des boissons, car le bienfait des eaux sera d'autant plus grand que les malades auront eu l'attention de se borner à une nourriture convenable et modérée.

Toutes ces recommandations, ayant pour but de conserver précieusement l'alcalinité naturelle des eaux de Vichy, sont plus importantes qu'on ne pense généralement ; elles seraient, sans aucun doute, mieux observées si l'on connaissait toute l'influence qui lui est réservée dans l'accomplissement des fonctions organiques. Un simple aperçu suffira, j'espère, pour éveiller l'attention des malades. Et d'abord, le sang, liquide dans lequel sont puisés tous les éléments de notre constitution, est alcalisé naturellement par la présence de la soude, et cette alcalinité lui est tellement indispensable, que dès qu'il se manifeste une diminution dans ce principe, ou qu'il s'opère une réaction acide, le sang devient impropre à entretenir les fonctions de la respiration et de la nutrition ; ce qui veut dire que, par la présence de la soude, la combustion des agents de respiration se trouve favorisée, et la chaleur du corps est augmentée : les agents de respiration sont les végétaux, le sucre, la graisse, ou autres substances non azotées. Il en est de même de la nutrition ou assimilation des aliments plastiques ou azotés, comme la chair des animaux, qui est puissamment aidée par la médication alcaline ; car il a été reconnu que, sans la présence des sels de soude, les substances alimentaires sont incapables d'entretenir la vie, ce qui a été d'ailleurs démontré toutes les fois qu'on a voulu nourrir des animaux avec des aliments qui n'en renfermaient pas.

Cette alcalinité du sang protége également l'albumine, en empêche la coagulation, et retient en combinaison chimique tous les acides qui existent ou qui se développent dans cette humeur. Ce qui prouve que la soude, bien que ce soit une substance non assimilable et destinée à être expulsée au dehors, est cependant le modificateur le plus puissant des fonctions animales.

Il résulte des considérations qui précèdent, que les guérisons nombreuses qui ont lieu par l'efficacité des eaux de Vichy doivent être attribuées, sans aucun doute, à l'influence qu'elles exercent sur la nature chimique et vitale du sang, qui se trouve vicié dans quelques constitutions ou altéré par les souffrances des malades, de telle sorte que cette influence, appliquée convenablement, a pour résultat de modifier, d'accélérer ou de ralentir d'une manière heureuse l'activité particulière des organes et des fonctions.

Chaque personne aura soin de se munir de l'historique de sa maladie, indiquant aux médecins des eaux les moyens mis en usage, les effets qu'ils ont produits, l'invasion et la marche de la maladie. Le malade devra étudier en outre l'action des eaux ; l'impression qu'elles produisent sur le cerveau, l'estomac et les intestins , sur la digestion et les urines ; il observera si elles provoquent des envies de dormir, des coliques ou de la diarrhée, pour en rendre un compte exact à son médecin, afin que celui-ci puisse juger s'il ne serait pas convenable de changer la source, de modifier l'eau qu'il boit ou celle des bains qu'il prend.

Règle générale, il est préférable que le malade boive la quantité d'eau nécessaire pendant les vingt-quatre heures, dans le courant de la matinée, plutôt que dans la journée ; dans tous les cas, il faudrait faire en sorte que la plus forte dose fût prise avant le déjeuner, à cause de la vacuité de l'estomac et de l'absorption plus facile des principes minéralisateurs de l'eau. Après le déjeuner ou après le dîner, elle peut troubler la digestion, à moins, toutefois, qu'un intervalle de deux ou trois heures ne se soit écoulé depuis le dernier repas. Il est cependant des malades dont les digestions font naître des rapports acides, ou qui digèrent difficilement ; ceux-là pourront, après avoir mangé, boire, en guise de café, un demi-verre ou un verre d'eau de la source de l'Hôpital ou des Célestins.

Il serait convenable aussi de prendre de préférence les bains dans le courant de la journée; par
ce moyen, on n'aurait pas à craindre le refroidissement qui peut survenir par l'air frais du matin ;
et, si rien ne s'y oppose, la personne se couchera
dans un lit bien chaud, pendant une heure, en
sortant du bain, afin de favoriser le plus possible
la transpiration cutanée, si nécessaire à l'efficacité du traitement. Il faudra éviter le froid et
l'humidité, faire en sorte de ne pas se mettre au
bain le corps étant en sueur, et de se couvrir plus
que d'habitude en sortant.

Je suis d'avis aussi que les malades recherchent la distraction : à ce sujet, je ne se saurais
trop recommander les bals et les concerts établis
et dirigés par le célèbre Strauss ; on trouve dans
ces réunions, qui ont lieu dans les salons de
l'établissement, un parfum de bonne compagnie,
qu'on rencontre rarement ailleurs au même degré.
Ce délassement de l'esprit, en éloignant tous les
chagrins, produit une diversion salutaire, qui
vient s'ajouter à l'efficacité des eaux. Je dirai
plus, son secours me paraît indispensable aux
personnes affectées d'hypocondrie, car rien n'est
aussi dangereux que la tristesse de l'âme, dont
les effets produisent plus de la moitié des maux
qui affligent l'espèce humaine. C'est ainsi que la

peur, l'inquiétude et l'oppression du cœur arrêtent les sécrétions, tandis que les émotions agréables les augmentent. Les diverses partitions musicales exécutées par ce gracieux compositeur sont, en général, d'une harmonie douce, gaie et légère ; si quelquefois cependant son orchestre, dont l'exécution est parfaite, fait entendre des sons plus sérieux, c'est afin de trouver, sans doute, par ses airs variés, l'occasion d'offrir à l'âme de chaque assistant un sujet de douce satisfaction musicale.

Il est utile que les malades recherchent également les causeries gaies et familières, les livres récréatifs, les amusements agréables, les promenades à pied ou à cheval, les courses en voiture. Il faudra qu'ils éloignent avec soin les préoccupations d'esprit, l'amertume des passions, le souci des affaires et les tracas de la vie domestique. Ces souffrances, il faut le dire, rendront tous les remèdes impuissants, tant que le malade n'aura pas arraché son âme à leur tyrannie. La vie de l'hôtel, sous ce rapport, est très-utile, à cause de la société qu'on y rencontre et du désir commun de se procurer quelques distractions. Toutes ces recommandations, mises en pratique, contribueront à leur tour au rétablissement plus prompt de la santé. Il arrive trop souvent que des malades quittent Vichy avec les mêmes infirmités qu'ils avaient en y arrivant, et qu'ils en partent en accusant les eaux d'avoir été sans efficacité à leur égard. Ces personnes devraient, dans ce cas, examiner d'abord quelle a été leur conduite pendant la saison, et elles trouveraient, la plupart du temps, que c'est à leur intempérance ou à l'oubli des préceptes d'une sage conduite qu'elles doivent attribuer ce fâcheux résultat.

De la Saison.

C'était pendant les mois d'avril, mai et juin, septembre et octobre, qu'on prenait anciennement en boisson les eaux à Vichy. « Cependant, « dit Desbrest, par un abus aussi dangereux qu'in- « concevable, les malades ne se rendent aux eaux « que vers la fin du mois de juin, précisément « dans les temps où ils devraient en discontinuer « l'usage ; il suffit pour se convaincre de cette « vérité, d'examiner les principes qui minérali- « sent ces eaux, et on voit par là qu'il serait peut- « être moins dangereux de les prendre pendant « les grands froids que pendant les ardeurs de la « canicule. Aussi, qu'arrive-t-il ? c'est que les « malades qui les boivent pendant les mois de « juillet et d'août éprouvent souvent des douleurs

« de tête, des tiraillements et des contractures
« dans les muscles, des chaleurs dans les en-
« trailles, des insomnies, des constipations si opi-
« niâtres qu'ils sont forcés de renoncer à ce re-
« mède, qui, dans un temps mieux choisi, leur
« aurait fait autant de bien qu'ils en éprouvent
« de mal. »

Je pense néanmoins, malgré l'opinion de Desbrest, qu'il est préférable d'attendre la belle saison, car il n'est pas douteux que la douceur de la
température et la sérénité de l'air ne contribuent
pour beaucoup à les rendre plus efficaces. Nous
devons faire remarquer que c'est à cette époque
que la transpiration peut s'établir franchement,
et que le besoin de boire et de se baigner se fait
le plus sentir, de telle sorte que, si l'on arrivait à
Vichy avant le mois d'avril, époque où la chaleur
n'a pas encore commencé, comme aussi si l'on y
restait après le mois d'octobre, époque où le froid
resserre les pores de la peau, il serait, dans les
deux cas, ou trop tôt ou trop tard.

D'après toutes ces considérations, ce n'est qu'à
partir du mois de mai qu'on peut se rendre utilement aux eaux de Vichy, et y rester, avec le même
avantage, jusqu'au mois d'octobre, attendu que
le printemps y commence de bonne heure, et que
pendant le mois d'octobre on aperçoit encore des

fleurs et des fruits au milieu des champs couverts de verdure.

Nul doute que si pendant les mois de juillet et d'août, époque à laquelle il faut prendre les eaux avec précaution, on se laisse aller au désir pressant de boire, nul doute, dis-je, que les eaux, qui doivent être prises avec tant de modération, ne puissent, au milieu des grandes chaleurs, produire des accidents fâcheux, déterminer des douleurs de tête, des ballonnements du ventre, et, enfin, tous les accidents dont nous avons parlé.

Ce trouble fonctionnel est tellement constant, que le baron Lucas a dit aussi que, dans les grandes chaleurs, il fallait surveiller l'emploi des eaux de Vichy pour ne pas augmenter les maladies du foie. Quoi qu'il en soit, il n'est pas nécessaire, ainsi que le conseillaient les anciens inspecteurs des eaux, de suspendre le traitement ; il faudra seulement ne pas oublier qu'en tout il faut de la modération, et que cet axiome doit être encore plus observé au moment des grandes chaleurs et des orages que pendant les mois tempérés de la saison, laquelle commence, à Vichy, le 15 mai, et finit le 15 septembre.

Eaux transportées.

L'eau minérale des sources de Vichy peut être transportée, sans aucun doute, et bue à des distances plus ou moins éloignées. Mais doit-on conclure de là qu'elles soient aussi salutaires qu'elles le sont à la source? Cela devrait être, si leurs vertus dépendaient uniquement des principes fixes; mais l'analyse chimique nous apprend qu'indépendamment de ces principes, elles en ont aussi de volatils, susceptibles, par conséquent, de s'échapper, ou tout au moins de diminuer dans le trajet.

Tardy dit que le sel volatil qui frappe l'odorat des buveurs et qui s'élance hors de la source, charrié par les eaux, ne doit pas y être inutilement.

« C'est une matière éthérée qui, par son affinité
« avec les esprits animaux, pénètre sans obstacle
« dans tous les réduits des viscères, et va leur
« donner un nouveau mouvement et une nouvelle
« vie; mais qu'on ne s'y trompe pas, on ne trouve
« cet esprit qu'à leur source; *c'est là seulement*
« *où il se plaît à manifester sa présence et ses bons*
« *effets.* »

Mais en supposant qu'elles pussent conserver la totalité de leurs propriétés, ce qui n'est pas, leur action, dans tous les cas, ne pourrait jamais être la même, le malade n'étant pas dans les mêmes conditions hygiéniques, l'air et les lieux n'étant pas changé et ses occupations ne l'ayant pas abandonné, toutes choses indispensables pour favoriser l'efficacité des eaux. Il existe, en outre, auprès des fontaines des substances qui flottent dans l'atmosphère et qui agissent aussi sur la santé des malades. Mais, à part toutes ces considérations, la température naturelle de l'eau des sources est toujours une chose importante. On peut, il est vrai, la rétablir en la faisant chauffer au même degré; mais on ne doit pas s'attendre à ce que l'effet soit semblable ; car l'abaissement de la température peut diminuer la force dissolvante de l'eau et déterminer la séparation de quelques principes fixes.

Ces réflexions sont tellement fondées, que les mêmes personnes qui les supportent avec facilité sur les lieux s'en trouvent fort souvent incommodées lorsqu'elles les prennent loin des sources.

Quant au mode de conservation, celui qui se pratique aujourd'hui, et qui consiste à prendre l'eau puisée au sein de la source dans des bouteilles de grès hermétiquement bouchées, réunit toutes les conditions désirables ; il faut ensuite avoir soin de tenir ces bouteilles dans des endroits frais, à l'abri des gelées et de la chaleur. Dans cet état, l'expérience prouve qu'on peut les conserver plusieurs années de suite. Il n'est pas douteux, non plus, qu'elles ne puissent produire d'excellents effets; mais il n'est pas moins vrai que, malgré toutes les précautions, nous conseillons aux personnes qui veulent obtenir des résultats salutaires, efficaces, de faire le sacrifice de se rendre sur les lieux, car c'est là seulement qu'elles pourront trouver tous les éléments constitutifs auxquels les eaux minérales doivent leurs propriétés médicinales.

Eaux artificielles.

« Allez aux sources naturelles, dit M. Bourdon, le chemin de la nature vaut mieux que le chemin du laboratoire. »

Je ne parle pas ici de l'eau de Vichy artificielle, qui ne peut être comparée à celle qui provient des sources naturelles; il est d'ailleurs bien démontré aujourd'hui que ce mélange du bicarbonate de soude avec les autres substances préparées par la main du chimiste, est pris bientôt après avec répugnance, et l'estomac n'en supporte jamais la même quantité que de celui qui est renfermé dans les eaux naturelles. Les formules pour préparer celles-ci peuvent être exactes, mais nous devons exprimer nos doutes, par la raison toute simple que la chimie découvre sans cesse de nouveaux éléments plus ou moins importants dans la plupart des eaux minérales.

Nomenclature des maladies dans lesquelles les eaux de Vichy sont salutaires.

Organes de la digestion.

Gastrites chroniques.

Gastralgies.

Aigreurs d'estomac.

Dyspepsie.

Boulimie due à une névrose ou irritation ancienne de l'estomac.

La pyrosis ou fer chaud.

Nausées.

Vomissements.

Embarras d'estomac.

Digestions lentes, pénibles, laborieuses, ou atonie des voies digestives.

Entérites chroniques (maladie des petits intestins).

Colites chroniques, par suite de diarrhée ou de dyssenterie (maladie des gros intestins).

Engorgement du foie.

Coliques hépatiques (du foie).

Duodénite chronique.

Ictère ou jaunisse.

Engorgement de la rate.

Engorgement des glandes mésentériques (du bas-ventre).

Engorgement du pancréas.

Engorgement des viscères de l'abdomen qui sont la suite de fièvres intermittentes, rebelles ou invétérées, accompagnées de pâleur de la face, de bouffissure, d'œdème ou d'infiltration de la peau, avec défaut de ton des muqueuses de l'appareil digestif ou cachexie paludéenne.

Organes de l'appareil urinaire et génital.

Néphrites chroniques, simples ou avec sécrétions anormales des reins.

Diabète.

Albuminurie.

Coliques néphrétiques (des reins).

Gravelle d'acide urique.

Gravelle d'urate d'ammoniaque.

Gravelle d'oxyde cystique.

Calculs vésicaux d'acide urique ou d'urate d'ammoniaque.

Catarrhe vésical.

Paralysie de la vessie.

Incontinence d'urine.

Pertes séminales.

Engorgements de la matrice et des ovaires, pertes blanches, chlorose ou pâles couleurs, par suite d'un état de faiblesse des organes génitaux ou digestifs, aménorrhée ou défaut d'écoulement des règles.

Palpitations du cœur, sympathiques d'une maladie de l'estomac.

Appareil de la locomotion.

Rhumatismes articulaires, goutteux.

Rhumatismes musculaires ou sciatiques.

Goutte.

Ankyloses naissantes.

Périostoses.

Elles peuvent encore être utiles dans les engorgements des glandes lymphatiques, ainsi que dans beaucoup de maladies cutanées qu'on traite aujourd'hui avec succès, tant à l'extérieur qu'à l'intérieur, par des solutions alcalines ou sulfuro-alcalines, telles que le lichen, le prurigo, les dartres furfuracées, l'eczéma simplex ou chronique du cuir chevelu ou teigne furfuracée, l'eczéma des parties génitales et des cuisses chez l'homme et la femme avec démangeaison, de même que la

gale, que l'on prend souvent pour l'eczéma simplex.

Elles sont contraires, particulièrement en bains,
aux maladies du cerveau, aux personnes qui sont
menacées d'apoplexie ou sous l'influence de quelque maladie organique du cœur.

Je dois rappeler de nouveau, en terminant, que
les eaux alcalines de Vichy n'agissent efficacement
qu'autant que les affections qu'on y apporte ne
sont ni trop anciennes ni trop récentes ; c'est-à-
dire qu'il faudra y venir immédiatement après
que l'état inflammatoire aigu aura abandonné les
organes malades.

Ici se termine la tâche que je m'étais imposée ;
j'ai voulu offrir un résumé aussi complet que le
comporte le cadre que je me suis tracé, des conseils à adresser non-seulement aux malades qui
viennent prendre les eaux aux sources mêmes,
mais encore à ceux qui, ne pouvant se déplacer,
sont forcés de les boire loin de Vichy. Je serai
heureux et suffisamment récompensé si les uns et
les autres trouvent dans les avis renfermés dans
cet ouvrage un retour complet à la santé, ou tout
au moins un grand soulagement à leurs souffrances.

TABLE DES MATIÈRES.

FIN DE LA TABLE.

TYP. HENNUYER, RUE DU BOULEVARD, 7. BATIGNOLLES.
(Boulevard extérieur de Paris.)

LÉGENDE.

Hôtels

Nº du Plan		Nº du Plan		Nº du Plan	
1	de la Poste (Montaret)	39	Coursol Rue de Nismes	80	Ramin Prêtre Plce Rosalie
2	Guillermen	40	Grangier Givois id.	81	Vve Colas id.
3	de Paris (Durin)	41	Cornil id.	82	Noyer Médecin id.
4	Burnol	42	Chopart id.	83	Bonfils id.
5	Velay (Germeau)	43	Grangier id.	84	Chabanne id.
6	Robert	44	Dufour id.	85	Roux id.
7	Givois Prêtre	45	Durand id.	86	Sève id.
8	Chaloin	46	Taurreaux id.	87	Rousseau id.
9	Dubessay	47	Lemoine id.	88	Givois-Marchal id.
10	Montbrun	48	Druelle id.	89	Veaugais Chin des Dames
11	Lazario Gerbe	49	Marien Roche id.	90	Morlat id.
12	de Lyon (Gay)	50	Batillat id.	91	Valery id.
13	de Suisse Gauthier	51	Dubois id.	92	Ronban Rue de Paris
14	Fressinet	52	de Grillon id.	93	Montaret Eugène id.
15	Maussant	53	Corbon id.	94	Roche-Taburain id.
16	de l'Europe (Bertrand)	54	Vve Planche id.	95	Bonnin béal id.
17	d'Orléans (Dumas)	55	Colas Café id.	96	Ducros id.
18	Grenet	56	Saliniat Rue de l'Hôpitl	97	Cavie id.
19	de Nismes Druelle	57	Rouganne de bel mar id.	98	Combet id.
20	de l'Allier Charles	58	Lustrat id.	99	Gabard id.
21	Pce Fatteau Vve Théolier	59	Grangier id.	100	Chassin Daim id.
22	Brunot	60	Forge R. de la Porte de france	101	Vve Laprugne id.
		61	Rodde id.	102	Rodde id.
		62	Jardin id.	103	Poste aux Chevx id.

Logeurs en Garni

Nº du Plan		Nº du Plan		Nº du Plan	
23	Barnichon Rue Lucas	63	Badoche R. de l'Eglise	104	Babut id.
24	Soalhat id.	64	Noyer Médecin id.	105	Gimet id.
25	Léger id.	65	Gravier id.	106	Desarmagnac id.
26	Maymat id.	66	Vve Ramin id.	107	Propriété Schriber
27	Burnol jeune R. des Thermes	67	Chr Delaunay R. de l'Allier	108	Maussan ainé
28	Bonnet id.	68	Laprugne id.	109	Bournadet
29	Sorrnin id.	69	Bourasset Rue du Pont neuf	110	Maussan Augt
30	Robert R. de Nismes	70	Debrest Tabardin id.	111	Vincent
31	Burnol Faure id.	71	Debrest Lagarenne id.		
32	Dionnet id.	72	Debrest Sornin id.	33bis	Parlant
33	Maridet id.	73	Prêtre Colas id.	36bis	Lebœuf
34	Jourde id.	74	Vve Colas id.	87bis	Café Colin
35	Marcelin Café id.	75	Busson id.	93bis	Montaret Pat.
36	Brosson id.	76	Lustrat id.		
37	Fressinet id.	77	Leger id.		
38	Robert id.	78	Dusurgey Plce Rosalie		
		79	Vve Colas id.		

SOURCES.

A	Grande Grille	D	Lucas	G	Célestins
B	Petit Puits	E	des Accacias	H	Lardy
C	Puits Carré	F	Hôpital	I	Brosson

PLAN DE LA VILLE DE VICHY.

ANNÉE 1851.

(Guide du Docteur Barthez.)

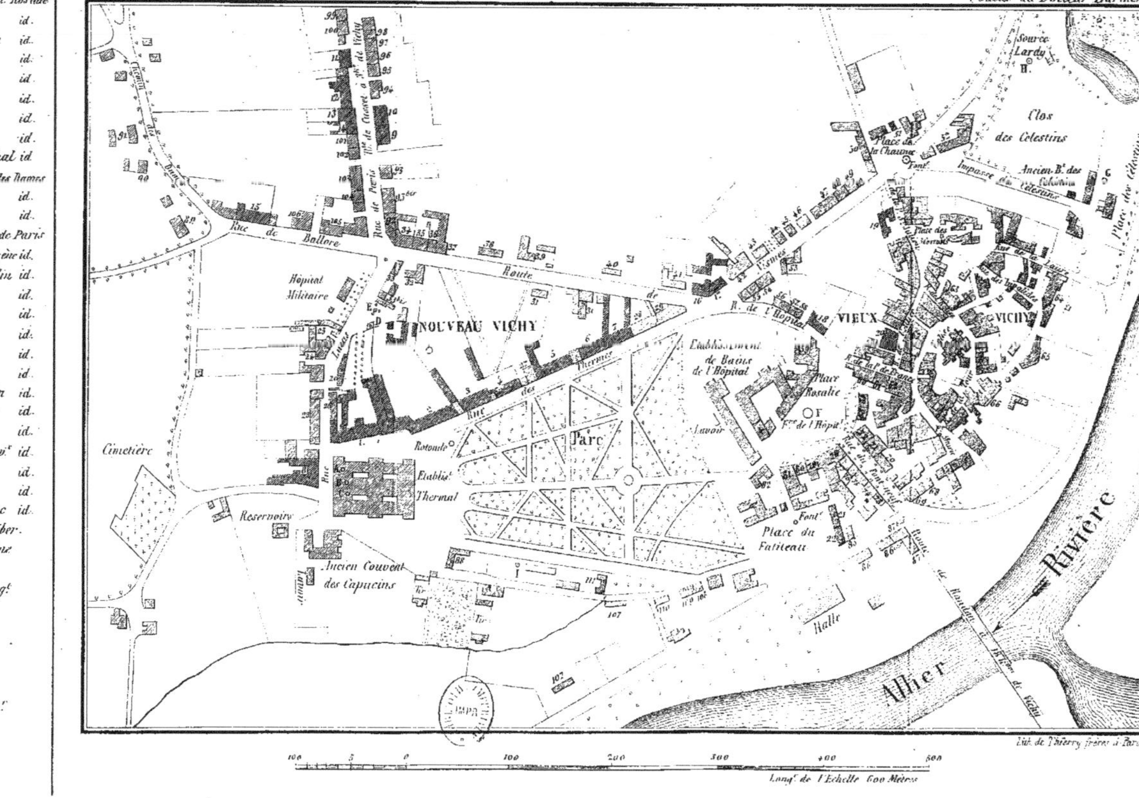

Long. de l'Echelle 600 Mètres